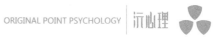
ORIGINAL POINT PSYCHOLOGY 沅心理

U0343326

陈博士说健康

［美］陈俊旭 著

# 发炎，
## 并不是坏事

华龄出版社
HUALING PRESS

北京市版权局著作权合同登记号 图字：01-2025-1055 号

图书在版编目（CIP）数据

发炎，并不是坏事 /（美）陈俊旭著 . -- 北京 ： 华龄出版社，2025. 3. -- ISBN 978-7-5169-2992-6

Ⅰ. R364.5

中国国家版本馆 CIP 数据核字第 2025QZ8727 号

| | | | |
|---|---|---|---|
| 策　　划 | 颉腾文化 | | |
| 责任编辑 | 貌晓星 | 责任印制 | 李末圻 |
| 书　　名 | 发炎，并不是坏事 | | |
| 作　　者 | [美]陈俊旭 | | |
| 出　　版 | 华龄出版社 | | |
| 发　　行 | HUALING PRESS | | |
| 社　　址 | 北京市东城区安定门外大街甲 57 号 | 邮　编 | 100011 |
| 发　　行 | （010）58122255 | 传　真 | （010）84049572 |
| 承　　印 | 文畅阁印刷有限公司 | | |
| 版　　次 | 2025 年 3 月第 1 版 | 印　次 | 2025 年 3 月第 1 次印刷 |
| 规　　格 | 880mm×1230mm | 开　本 | 1/32 |
| 印　　张 | 6.75 | 字　数 | 151 千字 |
| 书　　号 | ISBN 978-7-5169-2992-6 | | |
| 定　　价 | 59.00 元 | | |

作者序

## 抗发炎·抗病毒·治百病的健康新知

本书探讨的是我们人类跟野生动物相比，为何这么容易生病。在书中我一再论述，大部分疾病都是由"发炎失控"引起的。"发炎失控"的主因，简言之就是"氧化压力"过大，或者体内抗氧化剂不足，无法有效中和自由基来保护自身组织。

抗氧化剂不足的起因，可以是"饮食错误、作息紊乱、情绪压力、毒素过多、运动不足"中任何一项或多项，也就是我在《吃错了，当然会生病》一书中提到的影响健康的五大因素。很多看似不相关的道理其实都已串联在一起了！

### 抗氧化剂是抗发炎、抗衰老、抗病毒的救星

执笔此刻，正值新型冠状病毒感染疫情肆虐之时，死亡人数节节攀升。其实，染上新冠、流感、SARS之类并不可怕，可怕的是有些人会因此死去。但为什么有人会因感染而死，有些人却不会？差别就在于体内抗氧化剂足不足够。目前西方医学使用免疫抑制剂和抗病毒药物或抗生素来抢救病危患者，但效果有限。

2009年，新西兰一位农夫亚伦因猪流感而引起败血症，医院放弃了，他却奇迹般地靠大剂量注射维生素C而起死回生，新西兰医疗相关法律因此将维生素C点滴注射列为急诊必备措施之一，可是其他国家就没这么"先进"了！不管是一般流感，还是新型病毒引起的肺衰竭，甚至败血症，如果适当使用足量抗氧化剂，每年至少可拯救数十万条无辜生命。

SARS和新冠病毒这一类新型病毒，以后只会越来越多，不会越来越少。除了自然产生之外，我们还必须关心人造病毒。比尔·盖茨2015年在TED的演讲，就很清楚地警告大家，对未来的世界灾难，大家不必担心核战，因为已有完善的配套措施，但反观病毒战，我们毫无应对能力。万一病毒战真的发生，或是类似1918年西班牙流感大流行，地球上会有数亿人因感染而亡，除非大家懂得如何处理"发炎失控"的危急场面。

## 大剂量维生素C有助于改善各种疾病

SARS和新冠病毒致死不是因为病毒过强，而是因为病毒太狡猾，白细胞只好号召更多白细胞军队，发射更多不长眼睛的子弹蹂躏战场，而这个千疮百孔的战场，就是奄奄一息的肺部。此时若有足量的维生素C、硫辛酸、谷胱甘肽，保护战场不受流弹波及，患者就可熬过去，起死回生。

健康的山羊每天在体内制造13克维生素C，生病时每天制造100克，才能维持或恢复健康。但不会制造维生素C的现代人天真地相信每天只要摄取0.1克就足够了！人们生了病也不会大剂量补充，在急诊室也不懂得这个简单的救命法宝。

有人可能认为我对维生素C情有独钟，不是的，我只是从自然界和临床上，反复看到无数疾病都围绕着维生素C在打转。现代人对维生素C的认识实在不够，甚至误解很深，我想，过一阵子我应该写一本书来帮它平反。

## 感谢支持，我会继续努力

本书第一版已发行8年了，很多人因此受益，摆脱了疾病困扰，证实了此书的实用性与有效性。我自己也在不断蜕变，从本书的"熟食六大问题"延伸到"补足抗氧化剂"观念，进而发现"高糖饮食"所引起的"胰岛素抵抗"与"腰腹脂肪"，其实也是"发炎失控"的大本营。有需要的人可以进行低糖饮食、断食与生酮，这样就可逆转许多慢性疾病。

后来，我回到美国参加许多医学研讨会，站在时代的顶端，在美国诊所率先使用一些新药用于治疗，见证过许多难缠的神经性疾病与逆转老化。

我依旧忙碌，但新书还是陆续出炉。此外，我会不定期在中国台湾、美国、加拿大等地举办各种演讲与体验营，把最新的医学知识推广给有需要的人，希望可尽绵薄之力，促进全民健康。

谢谢大家！

陳俊旭

美国自然医学医师
写于美国华盛顿州贝灵汉

# 第1章　抗发炎观念

## 吃错了，发炎当然会失控

# 第2章　抗发炎检测

## 抗发炎、抗氧化能力自我检测

# 第3章 抗发炎保健

全方位抗发炎的健康新知

# 第4章　疾病治疗

**逆转慢性发炎，用自然医学击退难缠疾病！**

抗发炎观念

# 吃错了，发炎当然会失控

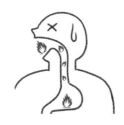

　　"生食"是自然界的定律，人类学会使用火之后，更喜欢"熟食"，却让"发炎"开始"失控"。

　　发炎本来是一件好事，如果失控，不但"急性发炎"难消，"慢性发炎"也成为百病之源。

　　发炎，为什么是所有疾病的源头？

　　熟食，怎么会和疾病画上等号？

　　习惯吃熟食的现代人为了不生病，究竟要怎么办？

　　难道不能兼顾"美食"与"健康"吗？

　　……

# 不健康，都是熟食惹的祸？

现代人为什么身体毛病会那么多，动不动就这里酸、那里痛，而且慢性疾病罹患率节节上升，其实主要原因就是身体发炎了。为什么同样都是人类，古代的人不那么容易发炎，现代人却深受发炎之苦呢？除了作息改变和环境污染以外，有一个很大的因素，那就是饮食习惯所造成的，其中特别是吃熟食。到底吃熟食的习惯对人类健康会造成什么样的影响呢？

## 为什么人类要吃熟食？

在还没学会使用火之前，古代人类的饮食和其他动物没什么两样，同样是茹毛饮血，或是采集野果，但是有了火之后，人类成了地球上唯一吃熟食的动物。于是，人类开始吃熟食，饮食越来越多样化，食物也变得越来越好吃，可是在不知不觉中，身体健康却受到很大的考验。大家有没有想过，人类吃熟食究竟是为什么呢？

从人类的文明史来看，吃熟食已经维持了很长一段时间，我认为人类吃熟食主要有两个原因：一是杀菌，二是美味。生食很容易滋生细菌、寄生虫，唯有把食物煮熟后，才不容易因为吃坏肚子而生病。另外，食物煮熟后，好像变得更美味了，所以大多数人会选择吃熟食，而非吃生食。

一开始人类只想把食物煮熟，可是人类会思考、有创意，于是就开始研究火候、调味，想尽各种办法要让食物变得更好吃，除了水煮、火烤之外，现代人还会想办法用油去煎、用油去炸，说也奇怪，越是用高温去煎、去炸，食物就变得越香脆诱人。当食物越变越好吃之后，我们的身体却在不知不觉中，随着饮食习惯改变而受到影响，尤其最明显的影响就是在高温烹煮时，食物的营养素会大量流失，甚至变质。

## 因纽特人的健康大秘密

因纽特人是地球上最健壮的民族之一，但饮食最为极端，可作为熟食不利于人类健康的最佳证据。我在《吃错了，当然会生病》一书中提过，曾有一位加拿大籍探险家斯蒂芬森（Vilhjalmur Stefansson）于1906年来到北极，和因纽特人共同生活了11年。刚开始，他一点都不能接受因纽特人的生肉吃法，因此尽管身在北极，他仍然每天都把肉煮熟了才吃，但他这样做没多久就生病了。

因纽特人告诉他，一定要生食鱼肉、海豹肉，否则很可能没多久就会死掉。他一开始半信半疑，因为他来自文明的纽约市，先入为主地认为生肉不好吃又不卫生，怎么可能让他恢复健康呢？可是神奇的地方就在这里，自从他改吃生肉后，很快就恢复了健康。

北极天寒地冻，有半年时间是极夜，几乎种不出蔬菜、水果，那么因纽特人吃什么呢？他们主要的食物就是鱼肉、海豹肉、驯鹿肉和北极熊肉，这些动物的肉是他们唯一的食物，这颠覆了我们认为不吃蔬果就不健康的传统观念。

究竟为什么因纽特人只吃肉，却还能保持健康？原来关键就在于只吃生肉，而且是野生动物的肉。野生动物的肉含有大量人体所需的Ω-3脂肪酸（简称Ω-3），况且未经煮熟的肉里拥有许多未被破坏的营养素，甚至包括维生素C和酶等。一个民族之所以能在一个地区存活下来，一定有他们的适应方法。北极天气寒冷，因纽特人把肉放着直到自然发酵才吃，也不容易长出细菌，但如果换在亚热带的台湾，没几天肉就长虫了。所以，在热带地区的人如果吃生食，应以新鲜蔬果为主。

## 生存环境决定生食的食物种类

你知道吗？地球上的原始民族，大都是生食的。北极的因纽特人吃生海豹肉，北美的印第安人吃生鱼肉，东南亚的印尼、菲律宾人吃生的水果，虽然他们生食的种类并不相同，但都有一个相同的条件，那就是这些民族都是根据自己生存的环境来决定生食的食物种类。

从热量、营养素的比例来看，如果在北极的话，根本没有办法天天吃蔬果，一方面是天气寒冷长不出来，另一方面是蔬果的脂肪、蛋白质、热量不够，无法让人在北极保持体温。反观，住在东南亚的人就不能生食肉类，一来是肉类很容易滋生细菌或寄生虫，二来是肉类的热量太高了，而多吃生的清凉水果则可以让人在炎热气候保持凉爽。

从原始部落的饮食方式来看，如果可以解决寄生虫和细菌问题的话，生食是比较符合人体的饮食健康的。除了少数肉类的确不能吃生的，以及有些蔬菜生食会有毒素问题之外，大部分的食物都可以生食，也应该生食，只不过这样的饮食观念和现代的熟食概念并不一致，所以大部分人都很难接受。

但是，如果想要拥有健康的体质，尽量采取生食是有必要的，如果干净的食材不容易取得，或改为生食习惯真的有困难，那么只好借助现代科技补充因为烹饪而流失的维生素C与酶等天然营养素。

## 熟食好坏，问题知多少？

中国人常说神仙"不食人间烟火"。大家有没有想过，这里指的"烟火"是什么呢？答案不是节庆放烟火，而是"烟熏"与"火烤"；也就是说，在山上修炼的神仙，吃的是野果，这些食物不经烟火烹饪，保留原始的营养素，所以比一般世俗人长寿。当然，这句话也透露出，要过完全生食的生活，几乎只有神仙才做得到，实在不容易，因为熟食的诱惑实在让人难以抗拒。

### 熟食的六大问题

从生食到熟食，除了口感不同之外，最大的区别就是营养成分的改变。我在此，归纳出熟食的六大问题。

**【熟食问题一】营养素流失，食物养分打折扣**

蔬菜、水果经过烹煮，有些营养素会流失，例如食物中的维生素$B_1$、维生素C都是怕高温的营养素。以维生素C为例，在80℃烹调3分钟，只剩20%。当然也有很多营养素，虽然不会被烹煮破坏，但在氽烫、煲煮的过程中，会溶出在汤汁当中，如果没有喝下汤汁，营养也就流失了，实在很可惜。

## 【熟食问题二】油脂氧化，威胁健康要小心

不管是植物油，还是动物油，只要超过冒烟点烹调，就会开始氧化，产生游离脂肪酸、自由基、致癌物质，甚至成分比例改变。大部分餐馆或路边摊的油锅，又黑又黏，其实是氧化裂解相当严重，非常容易诱发身体发炎。橄榄油不耐高温，但很多人拿它炒菜，很容易造成油脂氧化而影响健康。另外，将花生仁炒过之后再去榨油，这样做相当不利于身体健康，远不如冷压制成的油品。当然，油放太久也会氧化，关于油品的诸多问题，我在《吃错了，当然会生病》《吃对了，永远都健康》中都有详细解说，请参考。

## 【熟食问题三】蛋白质变性，慢性疾病容易得

蛋白质经过烹煮，三维空间的分子结构会产生变化，物理特性和化学特性都会发生改变，称为"蛋白质变性"。不论蔬果还是肉类，食物中的蛋白质接触超过55℃就会被破坏，而酶的成分通常是蛋白质，在55℃以上也会被破坏。

哺乳动物的幼儿，都需要喝奶汁，正常小牛如果喝母牛的新鲜奶汁，会长得又强壮又健康。但如果小牛喝经过高温杀菌的牛奶，则活不过一年就会死掉。这告诉我们什么呢？牛奶中的酶、抗体、部分营养素因为高温被破坏，赖此维生的小牛无法获得足够的营养与保护，因此早夭。现代化国家的乳制品全部经过高温消毒，而且禁止售卖生乳，这是进步还是退步，值得深思。

瘦肉和鸡蛋中的蛋白质，烹煮变性之后，会从亲水性变成疏水性（疏水性结构会从分子内部翻转到外面）。根据生物化学的理论，煮熟的疏水性蛋白质比较容易被蛋白酶水解，也就是比较容易消化，但很矛盾的是，根据人体实验和动物实验，煮熟的肉类却会造成消化不良。

之前提到的加拿大籍探险家斯蒂芬森带着一群年轻人在北极做实验，也因此入乡随俗改变他们的饮食习惯，这无疑已经证实了，在没有蔬果可吃的情况之下，吃熟肉会引起严重消化不良，但吃生肉不会消化不良、不会便秘，而且尿液、汗液、粪便也不会有腐败的酸味。然而，很多营养书籍都说，熟鸡蛋比较容易消化，但生鸡蛋属于亲水性蛋白质，可以溶于水，在人体肠内并无腐败性。到底真相如何，大家可以自行实验！

猫是天生的肉食性动物，波廷杰（Francis F. Pottenger, Jr.）医生花了5年时间，以109只猫做实验，发现吃生肉和生奶的猫没有一只生病，而且很长寿；但是，吃熟肉和熟奶的猫则全部得病，包括牙齿问题、掉毛发、骨质疏松、关节炎、肝脏萎缩与硬化、脑与脊髓的退化，等等。由此印证，吃熟肉真的有碍健康。

不过稍可放心的是，亨利·比勒尔（Henry G. Bieler）医师发现吃熟肉引起的腐败酸，可以被同一餐所吃下的新鲜叶菜类所中和。我个人的体会是，如果到"不限量自助餐餐厅"大量吃熟肉，会导致极度饱胀与不舒服感，但如果同时吃下相同分量的新鲜沙拉和水果，则用餐完毕后会觉得很清爽。


## 【熟食问题四】美拉德反应，老化产物变食物

食物里面的淀粉和蛋白质经过加温，会产生一连串化学变化，

不但颜色由浅色变为褐色，而且会产生数百种有香味的中间产物，令人垂涎三尺，这就是食品加工学里面很有名的"美拉德反应"（Maillard Reaction），也称为"褐化反应"。很多人光是闻到烤面包、烤吐司、烤香肠、烤肉的味道，就垂涎三尺，就是这个原因。

记得小时候在台湾，下午巷口常常有人骑自行车来卖烤香肠，淡红色的香肠经过红红的炭火一烤，变成红褐色，散发出来的香味无人可挡。还有大人、小孩喜欢吃的面包，都需要经过褐化反应。一个个加了鸡蛋的平平无奇的面团，在放入烤箱后从白色变成褐色，如此一来就完成了褐化反应，并散发出令人食欲高涨的诱人香气，这就代表热腾腾的面包可以出炉了。

食物产生美拉德反应之后，虽然变得诱人，变得更好吃，但更不容易消化吸收。更糟糕的是，这会形成一些不利健康的中间产物。例如马铃薯和谷类里面都有天冬酰胺（一种氨基酸），一旦和它们所含的大量淀粉共同加热之后，就会产生美拉德反应，进而生成致癌物质丙烯酰胺。

换句话说，速食店里面的薯条或土豆片，即使用好油煎炸（很多都还在用氢化油或氧化油等坏油，参见本章后半部分或《吃错了，当然会生病》一书），还是会产生致癌物质。根据香港消费者委员会的研究，含碳水化合物的食物经油炸后，都会产生丙烯酰胺。因为在130℃的温度时就会出现丙烯酰胺，超过160℃时，则会大量出现。

食品加工或食物烹调过程中会产生美拉德反应，而人体老化的过程中也会自行发生氨基酸（来自蛋白质）和糖分（来自血糖）的结合现象，最明显的就是循环末梢产生"进阶糖化终端产物"（AGE）。身体组织在老化和血糖过高时，会产生蛋白质糖化现象，例如可怕的糖尿病并发症（视网膜病变、肾病、下肢组织坏死）、白内障、青光眼、肺部纤维化、神经退化等，都是蛋白质糖化造成。这也是为什么糖尿病患者，除了监控血糖值之外，更需要监测糖化血红蛋白HbA1c的缘故。

很讽刺的是，现代人最喜欢吃的食品和人体老化的产物，两者的构造居然是类似的，都属于美拉德反应的产物。我的意思并非吃了烤面包和烤香肠一定会加速老化，但两者之间的关联值得深思。我们为什么不多吃充满生命力的新鲜食物，而要吃经过高温处理且已经老化的食品呢？

## 【熟食问题五】裂解反应，食物毒物吃下肚

所谓的裂解反应，我以木炭或活性炭的制作来说明，其制作原理就是让木材处在高温与缺氧的环境之下，木材不但不会因此燃烧，反而会进行"裂解反应"。

我们常吃的碳水化合物、蛋白质、脂肪等食物，在高温和缺水的环境下，都会发生裂解反应。通常裂解反应需要比100℃更高的温度，所以在有水分的环境下，食物只会缓慢水解，而不会裂解。这也就是我常说水煮和水氽比烤、煎、炸来得健康的原因。对于大家爱吃的肉类，脂肪裂解的温度比碳水化合物和蛋白质更高，产生的毒性也更强。大家爱吃的烤肉、煎鱼、炸鱼、炸排骨，其实除了之前说的美拉德反应之外，还会引起脂肪裂解。

可乐等汽水之所以是深褐色的，是因为添加了焦糖色素。天然的焦糖色素是在170℃的无水环境下，蔗糖经过裂解反应而形成，这种过程称为"焦糖反应"。焦糖反应属于裂解反应的一种，但不是焦化反应。焦糖反应和美拉德反应一样，都会让食物

变得香气诱人、味道可口，但两者其实都是对健康没有益处的烹饪方法。在电饭锅还没发明之前，人们煮饭都是用灶火烧大锅饭，通常都会产生"锅巴"。又脆又香的锅巴，很多人都喜欢吃，其实就是米饭经过焦糖反应产生的。麦茶、咖啡，还有烘烤的坚果，都多少经过焦糖反应。例如糕饼、糖果等很多含糖食品，也是经过焦糖反应，让很多人爱不释手，一口接一口地吃。

## 【熟食问题六】焦化反应，诱人香气藏陷阱

台湾在二三十年前，开始流行烤肉。年轻人的户外活动也都以烤肉作为主餐。大家都知道，烤肉多少会有部分烧焦的情况。当食物烧焦之后，就会产生很多名为"多环碳氢化合物"（PAH）的致癌物质。例如木柴、油脂和烟草在不完全燃烧时很容易产生多环碳氢化合物，它包含苯并芘等很多化学成分。

许多人喜欢吃烧烤，却不知道已经悄悄地吃进了致癌物质。比如肉类的油脂就很容易滴到炭火上，于是多环碳氢化合物会以蒸气的形态上升粘到食物上，也会被正在负责烤肉的人由口鼻吸入。在实验室的研究中更进一步发现，多环碳氢化合物除了会导致癌症之外，还会让动物产生很多不良反应，例如生殖器官与心血管系统的疾病、骨髓中毒、免疫系统受抑、肝脏中毒等。

最近的研究发现，除了烧烤，连煎炸这类高温烹调方式，都会在瘦肉组织中产生杂环胺类化合物（简称HCA或HA），这也是一种致癌物质。2006年美国的"责任医疗医师委员会"（PCRM）控告两家大型连锁速食店，指责它们所卖出的每一份炸鸡，都验出来含有致癌物质PhIP（杂环胺类化合物的一种）。

2011年4月曾有新闻报道指出，台湾有一名24岁的年轻女性，

从小爱吃烧烤食物，有一天因胃痛就医，发现时竟已罹患胃癌晚期。烧烤类食物和到处林立的连锁速食店，问题多多，除了我以前一直大力呼吁处理的氢化油问题还没解决之外，从熟食六大问题的角度来看，它几乎涵盖了全部的问题。所以吃烧烤食物，要同时吃蔬菜沙拉和水果，分量越多越好。

## 熟食的四大优点

难道熟食只有缺点没有优点吗？其实也未必。以下是熟食的四大优点。

### 【熟食优点一】杀菌、杀寄生虫、杀病毒

高温可以杀菌、杀寄生虫、杀病毒，这是熟食拥护者最有力的依据。对于不能使用农药的有机蔬菜来说，细菌和寄生虫是最被人诟病的地方，而煮熟就能解决此问题。

生食致病的案例屡见不鲜，例如美国人喜欢吃生菜，但是每隔几年，就会爆发吃菠菜导致生病，甚至死亡的案例。2011年8月底，台中一位50岁男子吃了一颗牡蛎，感染创伤弧菌，因为他本来就患有酒精性肝硬化，免疫力不佳，导致在短短的48小时内产生猛爆性败血症不治身亡。

### 【熟食优点二】可以提高类胡萝卜素的生物使用率

有些食物的营养成分，不但不会被烹煮所破坏，而且煮得越久释出越多，身体也越容易吸收与利用，例如番茄里面的番茄红素和红萝卜的 $\beta$– 胡萝卜素，煮得越软、越糊，越丰富。研究发

现，番茄酱中番茄红素的生物利用度比新鲜番茄提高了4倍。所以，如果要摄取番茄红素，应该吃煮熟的番茄；如果要补充维生素C，应该吃新鲜、未煮过的番茄。脂溶性的类胡萝卜素和水溶性的维生素C大不相同，类胡萝卜素经过烹煮之后，会大量释出，并且生物利用度大大提高。已知的类胡萝卜素大约有600多种，常见的 $\beta$- 胡萝卜素、番茄红素、叶黄素、玉米黄质都是对健康大有益处的类胡萝卜素家族成员。

## 【熟食优点三】可以分解食物里面的有毒成分

有些食物含有有毒成分，如果生食，就会中毒，必须加水煮熟。例如芋头这类天南星科植物含有不溶性草酸钙、特殊蛋白质、氰苷、碱溶性多酚等，触摸会让皮肤发痒，生吃还会引起口腔、咽喉、胃部的灼热感，严重时甚至会呼吸困难。木薯则含有氢氰酸，也是必须经过泡水、煮熟，或是发酵才能食用；如果生食木薯，会引起晕眩、呕吐、昏倒。种植环境越干燥，木薯越苦，氢氰酸含量越高，毒性越强，它用这种特性来避免动物吃它。其实不苦的木薯还是含有少量的氢氰酸，如果长期生食，会导致甲状腺肿大。

黄豆是非常好的植物性蛋白质来源，但黄豆含有少量蛋白酶抑制剂，如果大量生食黄豆，有可能会影响蛋白质吸收，甚至影响胰腺功能。因此，世界上食用黄豆的民族，不是把黄豆煮熟就是让黄豆发酵，例如豆浆、豆腐、豆干、纳豆、味噌等，几乎没有生食的传统。驰名中外的永和豆浆，之所以好喝，据说是用小火慢煮豆浆18个小时。黄豆制品煮得越久，对人体的健康越有帮助，越少人有食用后身体不适的现象，甚至发酵过后，它的健康效应会大为提高。另外，纳豆就是发酵过的黄豆，含有纳豆激酶，可以溶血栓，预防心脑血管疾病。

## 【熟食优点四】中药材经熬煮，药效才能发挥

很多中药材经过熬煮，才能溶出有效成分，才更容易被吸收。而且在熬煮过程中，温度提高会使不同中药在汤汁里产生交互作用，让中药复方的效果更加强化。所以，治疗急症、重症，通常需要熬煮汤药，达到"汤者荡也"的效果，而散剂、粉剂、丸剂的效果就没那么快速，也就是"丸者缓也"。

## 解决熟食的两难问题

看到这里，读者应该已经知道，我并非鼓励大家回到吃生肉、采野果的史前生活，而是要认清楚熟食对身体健康的负面影响，尽量选择低温烹调。在能够生食的前提之下，尽量生食。不能完全生食的场合，尽量维持适当的生熟比例。最后不得已，只好补充流失的营养素。详情请看本书第 3 章。

## 酵素是健康关键，你够了解吗？

几十年前，一股酵素风潮吹到中国台湾，很多人开始喝酵素、谈酵素，这股热潮持续很久，至今市售酵素产品和书籍依旧琳琅满目，让人眼花缭乱，不禁要问，酵素真的有神奇疗效吗？吃酵素就会补充体内酵素吗？如果不吃酵素，真的会生病吗？其

实，很多人不晓得，只要是有生命的活细胞都会制造酵素。所以，紧接着谈完生熟食之后，我要来谈谈酵素，因为酵素、生食、健康三者之间的关系很密切。

## 体内新陈代谢的"大媒人"就是酵素

首先，来谈一个最基本的问题："酵素是什么？""酵素"这个名词，是日常生活的口语，在化学上，我们都称为"酶"。所以，我先声明一下，"酵素"等于"酶"，这两个名词是互通的，当你在任何地方看到"某某酶"的时候，你也可以称它为"某某酵素"。

酶（酵素）的成分是蛋白质（或核酸）。在生物学上，酶不是细胞、不是组织，也不是维生素或矿物质，而是由细胞产生的天然蛋白质分子，促进生物化学反应，也称为生物触媒。为什么称为"媒"呢？很多生物体内的生化反应，就像古时候害羞的年轻男女一样，很矜持，不敢开口讲话，需要媒人在旁边撮合，两个人才会结婚生子。

简单说，酶就是体内新陈代谢的"大媒人"，如果没有这个"大媒人"，很多反应就会停摆。"酶"的中文发音和"媒"一样，就是因为它是个"大媒人"，相信这样的解释大家就会很清楚了。

## 只要是生物就会制造酶

酶（酵素）不只在营养补充品里面，地球上所有的生命都有酶，所有的活细胞都会制造酶。人体有60万亿个细胞，每个细胞随时都有成千上万的酶分子在交互作用着。所有生物只要是活着的，不论是新陈代谢、细胞分裂、激素分泌，等等，都通通需要酶的参与。

可能有人会问，我们身体自己就会制造酶，为什么要补充呢？年纪老化、环境与饮食污染、睡眠不足、吃熟食、运动不当，都会导致体内制造酶的效率下降，生化反应因此不能顺利进行，就会加速老化或生病。

40岁以后，许多人会发现体力下降、与年轻时相比不能熬夜，甚至非常容易疲倦，这些都是因为体内生化反应不像年轻时保持在最佳状态的缘故。由此可见，为了减缓老化、避免生病，应该从饮食中摄取外来酶，以弥补身体制造的不足。

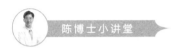

陈博士小讲堂

### 酶的应用范围大到超乎想象

1894年，日本的高峰让吉从米曲霉中制得淀粉酶，用来制作消化剂，可以说是现代酶产品（酵素产品）生产与应用的开始。100多年来，其实酶工业蓬勃发展，应用非常广泛。例如，远在1911年，沃勒斯坦（Wallerstein）就从木瓜中分离出来木瓜蛋白酶，用于分解发酵时产生的蛋白质混浊沉淀，让啤酒变澄清。现代有些洗衣粉、牙粉会添加碱性蛋白酶，帮助分解衣物上的蛋白质污垢。隐形眼镜的清洁液，现在有些已添加菠萝蛋白酶，可以帮忙分解粘在隐形眼镜上的眼睛分泌物。超氧物歧化酶（SOD），也是一种酶，可以抗氧化、抗老化、抗辐射，有些护肤产品添加了SOD，可以避免自由基伤害，减少色素沉淀。纳豆激酶也是一种酶，可以溶血栓，对预防脑卒中和心肌梗死很有帮助。

酶应用于医疗上也很普遍，例如检查血液中的丙氨酸氨基转移酶 ALT、天冬氨酸氨基转移酶 AST（旧称 GPT、GOT），就可以知道肝脏是否在发炎，因为 ALT 和 AST 是肝脏里面的酶，肝细胞发炎时会释出。甚至糖尿病患者用来检查血糖的试纸，也是靠试纸上面的酶和血液反应。另外，在农业上酶也用来检测农药污染、大肠杆菌污染。其实，酶的应用非常广泛，比一般人知道的还多得多。

## 酶怕热、怕强酸、怕强碱、怕重金属

正如我之前提过，酶在生命体里面无所不在，所以照理说我们可以从食物中摄取酶才对。但问题是酶的成分是蛋白质（或核酸），最怕的就是热，只要加温超过50℃，蛋白质就会变性，食物中的酶就全部被破坏，失去活性。

换句话说，只要是生食就含酶，不论是新鲜水果、生菜沙拉、现榨蔬果汁、生鱼片、生牛肉、生蚝，通通含有酶。如果把这些食物煮熟了，酶就通通不见了。现代人如果每餐都吃熟食，也不吃新鲜蔬果，为了减轻身体负担，避免快速老化与生病，那就有必要补充外来酶或其他营养品。

除了怕热之外，酶也怕强酸、强碱、重金属，这些也都会使蛋白质变性，破坏酶的活性。所以，要服用酶，首先要考虑的是这个酶产品能不能耐胃酸考验，是否经过包覆处理，或是否经过固定化处理，或是否实验证明可通过肠道进入血液。酶经过筛选与改良，可以改变对酸碱的耐受度，例如胃分泌的蛋白酶怕碱不怕胃酸，但添加在洗衣粉里面的蛋白酶就有耐碱性。

## 发酵液并不完全等于酶

一个细菌就可产出1000多种酶，目前已知的酶大概有好几千种，已被命名的700多种。所以，一般市售的酶产品到底含有哪几种酶呢？从化学上来说，酶分为水解酶、裂解酶、氧化还原酶、异构酶、合成酶、转移酶。一般人所知道的酶分类，大概是蛋白酶、淀粉酶、脂肪酶、纤维酶，而这四种通通属于化学上的水解酶。

我认为台湾地区市面售卖的酶产品，有两个值得注意的地方：

第一，市售酶产品大多没有明确标示酶的种类。其实，应该让消费者清楚地知道到底是蛋白酶、脂肪酶，还是其他种类。

第二，市售酶产品的剂量欠缺完整的说明。也就是说，要在产品上说明每种酶到底含有几个国际单位（IU）。

据我了解，市售大部分的液体酶产品，严格说来，应该称为"发酵液"，而不应该称为"酶（酵素）"，因为这样的称呼会与真正纯化的酶产品混淆。大家都知道，把蔬果加一些糖和酵母，它就会开始发酵，第一个产物就是号称酵素的发酵液，如果继续发酵，就会变成酒，如果再继续发酵，就会变成醋。

我刚才说过，所有的活细胞都会制造酶，所以酵母菌当然也会制造酶，只是发酵液里面除了酶之外，还含有很多东西，例如糖分、维生素、矿物质、醇、有机酸、氨基酸、核苷酸等，这些成分未必不好，甚至也有它额外的功效。如同开门见山讲过的："所有的生命体都含酶！"新鲜蔬果含酶、发酵液含酶，甚至未经杀菌处理的醋也都含酶。我们不应该称呼发酵液为酶，就好像不应该称呼番茄为番茄红素一样。因为你不会去菜市场说："老板，我要买一斤番茄红素！"但是台湾人称呼其为酵素已经很久了，可能不容易改过来吧！

## 正确补充酶才会见效

不论是酵素、酵母，还是发酵，都不能超过55℃，否则酶就会被破坏，生命力就会停止。这就是大家对于酶应该有的最重要观念了。吃熟食造成人类的饮食严重缺乏酶，而缺乏酶，就容易老化与生病。到底要如何补充酶，如何正确使用酶呢？请参考本书第3章，那里有详细说明。

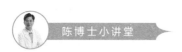
陈博士小讲堂

### 发酵 vs. 酵母 vs. 酵素

到底发酵、酵母、酵素之间的关系如何？我现在就为大家详细说明。

人类利用细菌、霉菌、酵母菌帮忙分解食材，以达到我们所需要的产物，这就是"发酵"，英文是"Fermentation"。酵母菌是最常被添加在发酵过程的微生物，简称"酵母"，英文是"Yeast"。所谓的酵素（酶），就是微生物发酵的产物之一。酵素这个字的英文是"Enzyme"，其实希腊文意思是"在酵母中"

（in the yeast），这是 1878 年由库内（Kuhne）提出的。更早以前，酵素称为发酵物（Ferments）。

1897 年布赫纳（Buchner）证实，只要添加酵母抽取物（含酶），就可以使蔗糖发酵，而不必添加活的酵母细胞，因为在发酵的过程中，主要是酶在分解食物。

既然所有的生命体都含酶，当人类要从体外摄取酶时，我们可以考虑选自植物、动物、微生物这些不同来源。与其去种植物、养动物，人类不如培养酵母菌、霉菌、细菌等微生物，而且它是一个最简单与最容易监控的方法。

因此，不管自古以来人类懂得如何制作酱油、豆腐乳、腌菜、醋、酒酿、啤酒、味噌、纳豆、乳酪、酸奶、面包、馒头，到现代酶工业用在制造果糖、寡糖、水解蛋白、氨基酸、益生菌、明胶（胶囊的成分）、酶清洁剂、某些营养品成分、把人工合成的 DL 型氨基酸转成天然的 L 型氨基酸，以及许多医学诊断与治疗、疫苗等，绝大部分都是靠微生物发酵来帮忙。


## 身体发炎的真相，一定要认清

我们身体会发炎，其实不是一件坏事，因为适度的发炎，有它的必要性。

举例来说，一般人常会遇到的蚊子叮咬问题，如果被蚊虫咬伤，伤口红肿痒痛，那是一件好事，表示身体的发炎机制启动了，正在清除毒液和修复伤口，但发炎不能拖太久，太久就表示身体可能有异状，那就不是好事了。

尤其是免疫系统功能受损的艾滋病患者，万一遇到感冒或普通的伤口感染，这对一般人来说没什么大不了，但艾滋病患者的免疫系统却无法抵抗普通细菌，发炎机制无法正常启动，严重时还会有生命危险。

## 发炎是身体免疫机制在启动

大家都知道，发炎的时候，会出现红、肿、热、痛的症状，身体会不舒服。当然，没有一个人会喜欢发炎的滋味。可能有人会说，如果身体不会发炎，那该有多好？真的如此吗？

其实，如果没有发炎，伤口或感染就无法痊愈，甚至患者无法存活，因为身体是靠发炎在清除病菌或修复伤口。简单来说，发炎的目的就在于"清除"与"修复"。

位于亚热带地区的台湾，每当夏天到了，很多人都有被蚊子叮咬的经历，普通蚊子叮到皮肤，应该在两天以内恢复正常，红肿消退，看不出痕迹。

但是，我遇到过很多人，被蚊子叮到之后，一个星期还不消退，甚至有一个月不消退的，那就表示身体的发炎不能速战速决，急性发炎有转变成慢性发炎的倾向。急性发炎如果过度发展或无法收尾，就会演变成一大堆问题。

既然发炎的目的在清除病菌与修复伤口，那我就先从白细胞如何杀菌开始讲起。人体的免疫系统主要是靠白细胞运作。当细菌来了，人体会监测到，白细胞就游过去把它吞噬掉，然后分泌腐蚀性很强的物质把细菌瓦解。这个免疫机制的描述，大概是全世界最简单的版本了。

## 白细胞杀菌的强力武器：自由基

很多人都很好奇，白细胞究竟是如何杀死细菌的？我来讲一个"烧垃圾"的比喻，相信大家很快就会了解了。在现代化的大城市，每周都有垃圾车来收垃圾，但在以前的农业社会，没有垃圾车，所以烧垃圾是一个常见的民间习惯，不管是木板、纸盒，甚至农作物，放一把火烧掉，可以解决很多问题。现代化社会为了空气的干净，禁止民众焚烧垃圾，而我也并不鼓励任何人烧垃圾，在此只是用烧垃圾来比喻白细胞如何清除病菌或修复破损的组织而已。

在烧垃圾之前，首先要注意附近有无易燃物或易爆物，而且要尽量远离。另外，也要准备一桶水或是水管、灭火器等设备，以防万一火苗蔓延时可以救急。我写稿此时，所居住的加州气候干燥，整个夏天和秋天，天空几乎没有下过一滴雨，每天艳阳高照，白天气温很高、湿度很低，在这种条件之下，最怕的就是山火。小时候我住在北台湾，常听说有人把烟蒂随地乱丢，引起火灾的事件，这就是"星星之火，足以燎原"的意思，体内的情况也是如此。

烧垃圾的时候，一定要有人在旁边看着，白细胞用自由基杀细菌也一样有人看着。这个"人"就是"白细胞"。他所点的"火"，就是"自由基"。我们身体所要清除的"垃圾"，就是"病菌"。体内的白细胞就是利用自由基毁灭细菌，让细菌彻底瓦解，就像人烧垃圾，用火把垃圾彻底烧成灰。燃烧是化学变化，垃圾烧成灰之后，是变不回来的。同理可知，只有用自由基摧毁细菌，才能彻底分解细菌，让细菌无法危害人体。

## 自由基宛如一把双刃剑

大家已经知道，当人体监测到细菌入侵时，白细胞会慢慢游过去，然后伸出伪足，把细菌吞噬，之后会分泌很强的腐蚀性物质把细菌瓦解掉；而白细胞分泌的腐蚀性物质就是"溶酶体"，溶酶体里面含有活性氧（ROS），活性氧会把自由基丢给细菌，细菌就氧化瓦解掉了（见图1-1）。也就是说，人体里面的白细胞，主要就是靠活性氧所产生的自由基来杀菌和清除伤口。

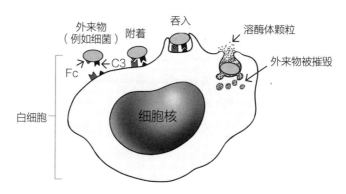

在吞噬过程中，溶酶体（内含自由基）会被释放到细胞外，若无足够的抗氧化剂保护，则会损伤其他细胞或组织

图1-1　白细胞消灭外来物示意图

自由基是杀伤力很强的子弹，如同一把双刃剑。白细胞杀细菌，固然是好事，但是我们要尽量避免"流弹"伤及无辜，也就是要避免自由基误伤自己的正常组织、细胞膜、DNA等；否则，轻则急性发炎无法顺利收尾，演变成慢性发炎，一系列慢性疾病因而产生，重则损伤细胞膜或DNA，导致早衰和癌症。

自由基之所以会伤及无辜，是因为白细胞在把细菌完全吞噬之前，它已经开始分泌溶酶体了，这些溶酶体里面饱含自由基，目的是要杀菌，但很可能因此漏出来，跑到细胞外面，这个漏出来的小小动作就是一个人健康与否的关键所在。换句话说，要让急性发炎干脆利落、避免慢性发炎、避免患慢性疾病、保持年轻、不得癌症，最基本的方法就是避免自由基的伤害。

 陈博士小讲堂

### 自由基如何氧化细菌？

自由基是非常不稳定的未成对电子，喜欢把它所遇到的东西氧化。例如小孩子不小心跌倒，手脚擦破皮了，妈妈会拿双氧水（过氧化氢溶液）来给伤口消毒。以化学原理来解释，整个双氧水清理伤口的过程，就是双氧水把自由基丢给细菌，让细菌氧化，然后双氧水就还原成水，这就是化学上鼎鼎有名的"氧化还原反应"。

很多人听到氧化还原反应，就开始觉得枯燥难懂起来，其实，它的原理很简单，就是小学生玩的"抓鬼"游戏（也称为"大风吹"游戏）。那个"鬼"就是"自由基"，它随时都想要找位置坐下来，一旦坐下来，那个地方就被氧化了。

身体里面成千上万的化学反应，几乎都是氧化还原反应。举例来说，我们每天吃饭，把淀粉消化分解成葡萄糖，葡萄糖进入细胞里面变成二氧化碳和水，产生热量，也是氧化反应。生活中也都可以看到氧化反应的例子，像是报纸放久了，会慢慢变黄，就是报纸氧化了。点一把火，把报纸烧了，这也是报纸剧烈地氧化了。氧化反应是化学变化，是不可逆的，变黄的报纸不可能变白，烧成灰的报纸也不会变回来。

# 发炎失控，会衍生哪些疾病？

有人会说："我知道啊！和发炎相关的疾病，不就是伤口发炎、扁桃体炎、盲肠炎、口角炎、支气管炎、鼻炎、结膜炎、关节炎、脑膜炎这些发炎吗？"其实不只一般民众，甚至连医学专家，都有这种狭隘的认知。

直到2000年前后，哈佛大学的利德克（Paul M. Ridker）教授改变了整个医学界对发炎的看法。原来我们所熟知的心肌梗死、脑卒中、阿尔茨海默病、糖尿病、肥胖、过敏等疾病，都和发炎有密切关系。

## 血管疾病的罪魁祸首不是胆固醇

医学上，数十年来都认为胆固醇是心肌梗死和脑栓塞等心脑血管疾病的罪魁祸首。人们后来进一步发现，原来胆固醇还有分为高密度胆固醇（HDL-C）和低密度胆固醇（LDL-C），临床医生也都呼吁民众要定期检查胆固醇，如果低密度胆固醇超过一定数值，就表示容易罹患心脑血管疾病。我想这是世界各国的卫生教育很成功的一点，已经成为现代人的一个常识。

但很讽刺的是，美国统计发现，一半以上心肌梗死和脑栓塞发作的患者的血液中的低密度胆固醇值却显示正常或低于正常值。这不是开了一个天大的玩笑吗？大家一直奉行不悖，用低密度胆固醇来判断心脑血管疾病风险的预测法，还不如丢铜板准确。

## 预测心脑血管疾病新指标

到底该如何预测心脑血管疾病呢？有两个比较进步的方法：

第一个方法：要看胆固醇的比例，不能只看个别胆固醇的数值。总胆固醇除以高密度胆固醇，比值大于5就是高危险群，比值小于3就是低危险群。从2002年开始，欧洲的医师已经使用这个方法，请参考《吃错了，当然会生病》。

第二个方法：要看"C反应蛋白"（CRP）。"C反应蛋白"是肝脏自行合成的一种蛋白质，它的生理角色是用来结合已经死亡或受损细胞的细胞膜表面，以启动补体系统或巨噬细胞，来清除这些身体不需要的细胞。

哈佛大学的利德克教授发现，用"C反应蛋白"来当作预测心肌梗死和脑栓塞发作的指标，比用低密度胆固醇准确多了。这是因为血管受损时，会启动白细胞过来进行发炎任务，因而使得"C反应蛋白"的数值升高。

## 常见慢性疾病都和发炎关系密切

利德克教授这项前所未有的重大发现，开启了医学界对于心脑血管疾病和其他慢性疾病的全新见解，原来大多数的常见疾病，例如心肌梗死、脑卒中、阿尔茨海默病、糖尿病、肥胖、过敏等，都和发炎有密切关系。

2004年，利德克教授还因此入选美国《时代杂志》全球百大影响力人物之一。不只"C反应蛋白"可以预测心脑血管疾病，甚至服用降低"C反应蛋白"的西药（例如阿司匹林），也可以成功降低心肌梗死和脑栓塞的发生率。

从这里我们可以看出，心脑血管疾病和血管发炎有密切关系，药厂因此大力鼓吹服用阿司匹林药物来降低脑卒中和心肌梗死的风险。从自然医学的角度来看，这个方向是对的，但不一定非用人工合成的阿司匹林（或其他消炎药）不可。

最根本之道，应该是根据本书接下来要提出的方法，例如改变饮食内容、补充抗氧化剂或其他抗发炎的营养补充品、调整作息、规律适度地运动，也要尽量避开一切毒素的污染，让身体的发炎能够尽量在合理安全的范围内。

对于胆固醇，很多人至今还认为鸡蛋不能多吃，尤其是蛋黄。其实，水煮的蛋没关系，但高温处理的炒蛋、煎蛋里面的胆固醇"氧化"了，那才是问题。所以，不要怪罪于胆固醇，真正的罪魁祸首在于"氧化"。


## 急性发炎或慢性发炎，大不相同

谈过了发炎的目的，我们接下来谈谈急性发炎和慢性发炎的作用机制，以及两者的差别。关于急性和慢性发炎的机制，可以参看表1–1。

大家只要记住一个基本观念，那就是：发炎并非坏事，但要干脆利落、速战速决，不可拖泥带水。

如果在几天内无法结束，常常就会演变成难缠的慢性发炎。慢性发炎千变万化，像一个千面女郎，在不同场合、不同时间，会以不同面貌呈现出来，令人无法捉摸，甚至让人无法看出它就是发炎。

表1-1　急性发炎和慢性发炎的机制对照一览表

| 对比项 | 急性发炎 | 慢性发炎 |
| --- | --- | --- |
| 怎么引起？ | 病菌、外伤 | 病菌、外来物、过敏原无法被消灭→持续的急性发炎→转变成慢性发炎 |
| 哪些细胞参与？ | 中性粒细胞 | 巨噬细胞、淋巴细胞、浆细胞、纤维母细胞 |
| 主要的炎症介质 | 组胺、二十碳酸 | 细胞激素、成长因子、活性氧、水解酶 |
| 反应步骤 | 立即、一成不变、制式流程 | 延迟、千变万化 |
| 持续多久 | 数分钟、数天 | 数周、数个月、数年 |
| 可能的结果 | 消退、化脓、慢性发炎 | 组织破坏、组织纤维化、组织坏死 |
| 症状 | 红、肿、热、痛 | 血管增生、纤维母细胞增生→结痂 |

## 干脆利落的急性发炎，身体才健康

大家不妨回想一下，如果不小心被小刀割伤，皮肤如何修复？小刀割伤，皮肉被切开，或多或少会有细菌、灰尘、铁屑等外来物入侵，即使不会引起感染，也会引起发炎。

这里先澄清一个观念，发炎不等于感染，感染不等于发炎，感染属于一种发炎反应，通常是由微生物所引起，例如病毒、细菌、霉菌等。

在急性发炎的过程中，由于局部的血管扩张、渗透压提高，所以会出现红肿；由于细胞激素的分泌，所以会局部发热；如果局部神经末梢受到刺激，就会觉得疼痛。因此，红、肿、热、痛是急性发炎最典型的四大症状。

## 一旦外物入侵，立即号召白细胞应战

外来物入侵后，急性发炎反应立即开始。在24小时以内，会吸引大量的中性粒细胞（白细胞的一种）来到现场。白细胞本来在血管中流动，如何穿过管壁、层层细胞，来到表皮呢？

靠的是一系列血管收缩、血管扩张、管壁细胞缩小、渗透压提高、血液流速减慢等过程，使得中性粒细胞穿过层层障碍，进入组织，并通过趋化作用，清楚确定伤口的位置，最后到达案发现场。

中性粒细胞到现场之后，开始吞噬外来物，用自由基将它们逐一摧毁。轻微的伤口，通常表皮细胞在48小时内就再生。

如果急性发炎没有完全处理妥当，在72小时左右，就会派遣巨噬细胞（也是白细胞的一种）来到现场，接管中性粒细胞的任务。

以简单的刀伤来说，虽然在第二天表皮细胞就开始再生，甚至伤已经开始愈合，但其实里面的修复还在继续进行。到了第五天，肉芽组织就会形成。到了第二周，胶原纤维就会取代肉芽组织。到了第四周，伤口修复强度就会到达最大，修复工程就算告一段落。

也就是说，简单的伤口，修复比较有效率；如果伤口比较深、比较宽或比较复杂，修复过程就比较慢，效率也比较低，就很容易留下疤痕。

## 分批调兵遣将，是免疫系统的巧妙安排

这种分批控制战场的任务分配，像极了真实世界中的人类战争。大家都听过第二次世界大战的诺曼底登陆吧！通常，要抢滩成功，以占领战场，第一批派出的就是大量的海军陆战队（在人体内就是中性粒细胞），等到占领海滩之后，再派遣步兵（就是巨噬细胞），深入战地，和敌军奋战，最后取得胜利。海军陆战队和步兵的专长非常不一样，这是要分批派遣的原因，在人体里面，也是一样的道理，会逐批派遣中性粒细胞和巨噬细胞来清理现场。

其实，慢性发炎还会用到淋巴细胞、浆细胞、纤维母细胞，甚至还有肥大细胞、嗜酸性粒细胞等，也会牵扯到更多的细胞激素与补体系统等，由于再讲下去就太复杂了，就不再多说。例如过敏就是发炎的一种，但光是过敏反应在学理上就分为四型，第一、二型为立即反应，称作急性过敏；第三、四型为延迟，也就是慢性过敏，而且机制大不相同，更何况是形形色色的其他发炎反应！

大自然的设计非常奥妙，从免疫系统的修复机制，我们就会知道人类智慧的局限，以及造物者的伟大。

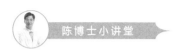
陈博士小讲堂

### 什么会诱发急性发炎？

第一，病菌，包括病毒、细菌、霉菌等。第二，受损细胞，

不管是外伤或自行损坏，受损细胞一定要修复或清除，健康的身体不容许受损细胞一直存在。第三，有害的刺激，这就涵盖很广了，过敏原、辐射、烧烫伤、冻伤、刀伤、撞伤、毒物、有害化学物质、泥土、铁屑、蚊虫叮咬、被野草刺伤等，都属于这一类。总之，只要是外来物，即不属于自己正常细胞组织的物质进入人体内，就有可能诱发发炎反应。

## 急性发炎的结果有四大类型

第一型：消退。简单的急性发炎，例如很轻微的烫伤，没有破口，发炎反应非常短暂，在几小时内红肿就消失，修复得非常好，和受伤之前几乎一模一样，功能也丝毫未损。从细胞层面来看，间质细胞有很好的再生现象。血管扩张和白细胞聚集等现象都完全停止。这种结果最为完美，称为消退。

第二型：纤维化。如果大量的组织受损，或是身体修补能力较差，导致间质细胞无法再生或完全修补，只好形成纤维化的疤痕，来画下句点。由于这些疤痕不含正常的间质细胞，所以该器官的功能可能受损。例如：肝硬化、心肌梗死留下疤痕、蟹足肿、手术留下刀疤。这种结果相当常见，称为纤维化。

第三型：化脓。如果伤口受到细菌的感染，白细胞和细菌厮杀的结果就是产生大量的脓，这种结果就是化脓。

第四型：慢性发炎。如果外来物的刺激无法移除（例如细菌滋生或持续受伤），或是痊愈的能力受到干扰（例如吃大量油炸物、睡眠缺乏、抗氧化剂不足、压力过大），急性发炎就无法结束，最后的结果就是演变成慢性发炎。常见的例子是急性胃溃疡，常常演变成慢性胃溃疡或胃食管反流。

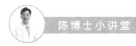

### 身体的组织如何修复？

我想来谈谈身体的组织是如何修复的。这里所指的组织是生物学的名词，一群细胞的组合称为组织，例如结缔组织。不同组织合在一起，成为一个器官，例如心脏。几个器官合在一起，形成一个系统，例如循环系统。最后，不同的系统结合在一起，就形成一个个体。

我先问一个很简单的问题：电视机坏了，怎么办？答案是换一台新的或送厂维修。

大家不妨想想：身体的组织受伤了，怎么办呢？也是一样的两条路：再生或修复。

例如，肝脏是可以再生的器官，即使发生肝炎、肝纤维化、肝切除，只要你给它足够的养分与休息，它就可以再生，可以完全修复，而且完全恢复功能。

但是，身体有更多的构造不能再生，只能修复，例如肌腱、脑神经、心脏等。

组织修复时，常常会留下疤痕，所以功能多少会受损，无法完全恢复正常。例如，有些人有脚扭伤的经验，或是运动员肌腱拉伤，修复过的肌腱纤维的排列不像原来那么平行紧密，所以该处的强度会大打折扣，很多人不小心又会在同样的地方肌腱断裂。

## 微观到宏观，从不同角度看待发炎

一件事物，常常可以从不同的角度和层面来看待和分析。同样的道理，当我们分析一种疾病或病理现象时，也可以从不同层面切入。

表1-2简单呈现出发炎疾病的不同层面。

表1-2　从微观到宏观看待发炎疾病一览表

| 层面 | 发炎在不同层面的表现 |
|------|--------------------|
| 种族 | 黑种人、白种人、黄种人、其他哺乳动物的不同倾向 |
| 家族 | 遗传、习惯 |
| 个体 | 全身症状、疲倦、发烧、疼痛 |
| 器官 | 心肌梗死、脑卒中、阿尔茨海默病、不孕不育、气喘、花粉热、肝癌、过劳 |
| 组织 | 肉芽肿、蟹足肿、硬化斑块、纤维化 |
| 细胞 | 中性粒细胞、巨噬细胞、淋巴细胞、细胞激素 |
| 分子 | 活性氧（自由基）、花生四烯酸、反式脂肪、维生素、矿物质、抗氧化剂、植物生化素、阿司匹林、类固醇、组胺 |

在讨论发炎时，我有时候会从白细胞的层面来描述它如何吞噬细菌，这是在"细胞层面"。

我有时还会谈到自由基如何摧毁细菌，或是抗氧化剂、好的二十碳酸、植物生化素如何保护细胞免于受自由基的伤害，花生四烯酸如何促进身体发炎反应，这是在"分子层面"。在美国，有一个学派用营养素来治疗疾病，叫作"分子矫正医学"，就是围绕在这个层面，自然医学里面的营养医学，也是聚焦在这个层面。

急性发炎和慢性发炎在局部会呈现不同的红肿热痛、化脓、纤维化、坏死，这是在"组织层面"。

发炎会导致心肌梗死、肺部纤维化、肝硬化、肾功能衰退、阿尔茨海默病，这是在"器官层面"。

发炎的时候，一个人会感到疲倦、发烧、疼痛或其他全身症状，这是在"个体层面"。

有些家族较容易有高血压、心脏病的倾向，有些则是糖尿病、阿尔茨海默病、过敏、癌症等，这是因为遗传基因的不同，这是在"家族层面"。

最后，我们也发现，不同种族之间，由于不同饮食、风俗、演化、体质，而呈现不同的疾病倾向，例如黑种人容易患蟹足肿，而白种人容易患皮肤癌，原住民放弃原始饮食改成精制饮食（即精加工食品、饮料）之后，容易有肥胖、糖尿病的问题，这就是从更宏观的"种族层面"来看待发炎。


## 千变万化的慢性发炎，是现代疾病根源

急性发炎和慢性发炎比起来，更单纯，它的流程也更制式化。反观慢性发炎，它就像一个难缠的千面女郎，在不同场合以不同面貌出现，甚至还会伪装，让人误以为它不是发炎，这就是它难以了解、难以捉摸的地方。

我认为，现代免疫学虽有进展，还未完全搞清楚这位千面女郎的真正面目，因为慢性发炎的存在，是一个进退两难的妥协结果。

## 慢性发炎宛如失控的战场

急性发炎失控之后，演变成慢性发炎。如果以战争来做比喻，慢性发炎就是一个失控的战场、一个打不完的烂仗，敌我双方迂回转进、不分高下。时间拖得越久，伤亡越惨重，战争越难结束。

慢性发炎有三大特点：

第一，由于组织损伤无法修复，大量的白细胞聚集在现场，例如巨噬细胞、淋巴细胞、浆细胞、肥大细胞、嗜酸性粒细胞。这好比战场上的大量军队、各军种聚集。

第二，由于发炎细胞持续分泌细胞激素，导致组织受到严重破坏。好像战场上受到敌我双方的飞机或炮弹轰炸，导致房舍、工厂、农田残破不堪，社区失去正常功能。

第三，伤口有许多小血管增生，以及纤维化的现象。表示身体尝试再修复受损组织，但无法彻底完成任务。

慢性发炎除了包括纤维化、化脓、水泡之外，还会以肉芽肿的形态持续呈现，巨噬细胞换了面孔，变成类似表皮细胞，例如麻风病、梅毒、类肉瘤病、布鲁氏菌病等。慢性发炎，会导致器官的功能丧失。有些长期慢性发炎，也会造成细胞DNA突变，导致癌症。如果慢性发炎，无法修复组织，会以组织坏死收场。

## 慢性发炎是大部分慢性疾病的共同起点

其实，许多慢性疾病看起来互不相干，也不像典型的发炎疾病，但现在已陆续证明和发炎有关，简单来说，大部分慢性疾病就是失控的慢性发炎。如果以抗发炎的疗法来处理，这些慢性疾病是可以预防或适度改善的。

例如，心肌梗死和脑卒中，基本上可以看成血管的长期慢性发炎所导致的结果。阿尔茨海默病患者的大脑血管其实和心脏的动脉粥样硬化相当类似，表示原来大脑损伤与萎缩也是由发炎引起。为数众多的过敏和自体免疫性疾病，就不用多说了，通通算慢性发炎，因为肥大细胞和嗜酸性粒细胞取代巨噬细胞，成为主要的细胞。慢性疲劳综合征、肌纤维炎、过劳死也和长期发炎有关。肝脏长期发炎，会导致肝癌，因为长期发炎容易导致细胞损伤与DNA突变。男女不孕不育居然也和生殖器官构造的发炎有密切关系。

我们越了解发炎，就发现发炎是许多慢性疾病的共同病理机制，而往上游追溯，它的产生就是因为饮食错误、睡眠不足、情绪压力、毒素泛滥、运动缺乏，这也就是我所说的影响健康的五大因素。

所以，要逆转各种慢性疾病的泛滥，我们必须抓住发炎机制，打破恶性循环，并且针对每一种疾病再进行特别的治疗。

## 饮食问题不改善，发炎当然容易失控

人类从熟食之后，健康水平开始退化，最近几十年，由于饮食错误和环境污染，再加上生活习惯越来越违反自然，慢性疾病罹患率在急遽攀升当中。美国人1/2会得癌症，1/3会得糖尿病，1/3已经肥胖或过重。台湾人的洗肾（即血液透析）率世界第

一、生育率全世界最低、心脏病和脑卒中的罹患年龄越来越低、平均每几分钟就有一个人得癌症。

## 食物经过烹调，丧失了抗氧化功能

我遇到很多人，喜欢把蔬菜煮到熟烂才吃，真是可惜，大部分的抗氧化剂都变质了。

1993年我在佛罗里达工作，隔壁的邻居用南方黑人常吃的一种芥蓝菜和扁豆，慢火25分钟煮一道传统的南方黑人菜肴给我吃，都是素食材，但竟然可以煮出鲜美的鸡汤味道，令人印象非常深刻。

从营养的角度来看，这道美食虽然好吃，但养分被破坏了很多。后来我发现，十字花科蔬菜越新鲜，营养就越丰富，但煮到熟烂，会有特殊风味。大家不妨实验看看，简单地把绿色花椰菜煮20分钟，就会煮出和生吃不同的风味。

美食流行的另外一头，新的饮食主义已渐渐兴起。最近几十年，由于慢性疾病泛滥，世界先进国家纷纷掀起生机饮食的风潮，原因也在此。不容否认，生食的确可以保证比较多的抗氧化剂摄取。

除了烹调的问题，现代人由于科技进步、生活便利，各式各样的污染层出不穷。不要说环境污染、黑心食物了，甚至连饮食里面都充斥着各式各样农药、化肥、食品添加剂，这些毒素都会导致自由基的泛滥、器官的衰退，一旦人们生了病，去医院拿药或去药房买药吃，更会增加肝肾毒性，使得身体修复机制犹如雪上加霜。

据统计，标准美国饮食（Standard American Diet）的热量来源，有一半是脂肪。而且这个脂肪以"氢化油"和"氧化油"居多。另外，动物油也是问题一大堆，很多人都忽视了它的影响力。

氢化油就是反式脂肪，我在《吃错了，当然会生病》已经再三警示，就不多说了。令人遗憾的是，世界各国的反式脂肪问题，目前还是泛滥成灾。

氧化油，顾名思义，就是食用油经过高温烹调之后氧化了，氧化之后的油充满了自由基，吃下肚子，随时会氧化（也就是破坏）我们的身体组织。这就是我建议少吃油炸物的原因。基本上，一般食用油经过高温烹调或长时间烹调之后，会产生大量的自由基与致癌物质。

食用油经过氧化之后，游离脂肪酸增加，在化学上称为"酸值"提高。有些地方其实已经规定，酸值在2以上的食用油必须倒掉，换新油。试问，市面上有多少炸薯条、炸油条、炸甜甜圈、炸臭豆腐、炸盐酥鸡的油锅，老板要求每天检测，确实换油呢？

换油的成本很高，究竟有没有换油，顾客并不知道，也不会追究，如果你是老板，你会乖乖地换油吗？油锅里的油挥发了，就加新油下去，旧油还在锅里。有人以为不吃油炸物就安全了，餐馆的老板告诉我，他们厨师炒菜的油，是直接从油锅里面舀一勺出来炒菜的。所以，吃来吃去，不管顾客吃的是炸排骨还是炒青菜，都还是在吃那一口"千年油锅"里面的油。

动物油的问题也很多，但有一个基本的问题，就是花生四烯酸。花生四烯酸是一种促发炎的二十碳酸，普遍存在动物脂肪当中，吃进肚子后，容易使细胞膜产生第二系列前列腺素（例如PGE2、PDG2、PGI2、PGF2α等），导致身体容易发炎、水肿、血压升高等。我会在本书第3章好好地来讨论这个问题。

## 抗氧化剂是抗发炎、抗衰老、抗癌的救星

对现代人来说，促进身体发炎失控的"火苗"，无所不在。餐馆里、路边摊、速食店、超市，各式各样的熟食和油炸物充满了自由基，但缺乏维生素C，就像干旱的枯草地到处点燃了火苗，却不见几支灭火器。在如此危急与恶劣的环境之下，有没有方法帮身体抗发炎、抗衰老、抗癌？有的，答案就是抗氧化剂这个伟大的救星！也就是说，万一吃了太多熟食、吃了坏油，让身体里面火苗到处乱窜，为了避免伤害，我们必须使用灭火器，不时地去扑火。最简便的方法就是大量摄取新鲜蔬果，或是现榨新鲜蔬果汁，或是抗氧化营养品，只有这样才能够保护身体细胞膜和DNA免受氧化油自由基的伤害。

### 体内的"灭火器"，决定你的健康

从发炎好像"烧垃圾"的比喻来看，抗氧化剂就是体内重要的"灭火器"。整个"烧垃圾"的过程到底安不安全，会不会火烧燎原，关键就在于"灭火器"的威力是否够强；也就是说，一个人健康与否，取决于体内的抗氧化剂是否足够。

如果我们多吃新鲜蔬果或是生食，就会从食物中摄取大量抗

氧化剂，使自己免于受到自由基的伤害。从细胞分子层面来看，自由基对细胞膜和DNA产生伤害，是一个人容易慢性发炎、提早衰老，甚至饱受慢性疾病、癌症等重症袭击的最根本原因。

所以，要让身体该发炎就发炎、避免发炎失控、远离慢性疾病、保持年轻、不得癌症，最基本的方法就是避免自由基的伤害。要避免自由基的伤害，最重要就是要摄取足够的抗氧化剂。我出门在外，常常随身带一瓶"解药"，万一不小心或不得已吃到油炸物，我就吃两颗"解药"，以避免自由基的伤害，这个解药就是抗氧化剂营养品。这是无法吃到大量新鲜蔬果的权宜之计，同时也是慢性发炎的人要大量补充的。

除了随时补充抗氧化剂、懂得解压保持愉悦心情之外，充足的高品质睡眠也很重要，如此一来才可以让体内的白细胞有充分时间顺利修补受损组织。尤其身在电灯、电视、电脑、网络等科技充斥的时代，现代人的睡眠时间少得可怜，大部分人都欠了一大堆的睡眠债。睡眠缺乏，严重影响人体的修复机制，身体会提早衰老与生病，也就不足为奇。

## 新鲜蔬果就是绝佳的抗氧化剂

前面说过，自由基喜欢把它所接触的东西"氧化"，也就是去破坏细菌或损伤细胞的意思。抗氧化剂，顾名思义，就是保护细胞或组织，免于受到自由基的氧化。与其让自由基去氧化细胞膜或DNA，不如让这些蔬果的抗氧化剂来被氧化，产生保护身体的作用。

大自然创造了蔬菜、水果，里面有各式各样的抗氧化剂可以中和自由基，提供了人类抗氧化、抗老化、抗癌的最佳来源。

蔬果中为什么含有大量的抗氧化剂呢？我们先来了解植物如何保护自己。大部分的植物需要进行光合作用，利用阳光和二氧化碳，来产生淀粉（碳水化合物），一方面让自己成长，另一方面把淀粉储存起来，作为自己的养分。所以，植物需要阳光，但是阳光却会带来紫外线，紫外线会产生自由基，损伤植物的细胞，这一点很矛盾，怎么办呢？为了解决这个两难的局面，植物很聪明，会制造很多的抗氧化剂，来保护自己不受紫外线自由基的伤害。

所以，当人类在吃蔬菜、水果的同时，除了吃到甜美多汁的水果肉或是帮助排便的蔬菜纤维之外，其实更吃到了蔬果里面大量的抗氧化剂。当然前提是尽量生食，如果把蔬果煮到熟烂，很多抗氧化剂就被破坏了。不过，植物原本之所以富含大量抗氧化剂，本来不是为了给人吃而制造的，而是为了自己存活、免于紫外线伤害所制造的。我们人类则靠着吃植物的抗氧化剂来保护自己。

接下来，我会在本书第3章仔细阐述：解决熟食困境的抗发炎饮食法、如何补充抗发炎营养素，以及正确的抗发炎作息与身心运动等现代人必备的健康新知。总之，想要不生病，就从打造抗发炎、抗氧化、抗老化、抗癌的强健身体开始！

扫描回复"食物"
学习怎么吃才健康

## 第 2 章

抗发炎检测

# 抗发炎、抗氧化能力自我检测

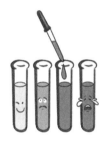

发炎，是人类 90% 以上疾病的共同起点。

要想掌握健康密码，就必须先了解身体的抗发炎能力与已发炎程度。

本章将介绍简易的唾液、尿液等发炎自我检测方法，也将介绍医学上常用的多种抽血检验，让你了解身体发炎的真实状况，判断检测背后的原理，就可以未病先知、未病先防，永葆健康不生病。

# 简易的抗发炎能力检测

在本书第1章，我讲解了为什么身体要发炎，以及发炎失控之后，身体会产生什么样的变化。接下来，我将详尽讨论各种方法，来检测身体是否在发炎、身体的抗氧化或抗发炎的能力如何？

相信许多人对于抗发炎、抗氧化检测非常陌生，但我认为这是了解自己健康状况的第一步，知道自己体内的状况，就能有效预防疾病的产生。

俗话说："知己知彼，百战不殆。"想要守护健康身体，就应该彻底了解自己的健康状况。

如同我再三强调的，发炎失控显然已经是现代人的百病之源，当然就要先检查一下自己的抗发炎或抗氧化能力如何。市面上，已有几种非侵入性的检测可以让你在家自行操作（DIY），例如从尿液中轻松测出身体基础发炎程度的自由基尿液检测、通过唾液了解身体体质状态的唾液酸碱值测试。

当然，通过抽血检查也能进一步了解身体的发炎状态，例如二十碳酸的血液检查、血液常规检查两者都是物超所值的基础发炎检测；CRP和hsCRP抽血检测，堪称是明确又戏剧化的发炎检测；ALT、AST抽血检测是肝炎、胰腺炎、心肌炎等疾病的发炎关键指标；RF抽血检测则是了解类风湿关节炎、胆管纤维化、白血病等疾病的发炎参考指标。

## 自由基尿液检测
### 最不具侵入性、最准确的基础发炎程度检测

在介绍自由基尿液检测之前，我先简单说明自由基与发炎之间的关系。众所周知，自由基是伤害身体、促进发炎、造成老化、诱发癌化的罪魁祸首。我在前文中反复强调，自由基是横冲直撞、不长眼睛的流弹，一不小心，就会误伤我们自己的身体。所以，身体组织、血液、尿液中的自由基浓度应该越低越好；但是，油炸食物过多、蔬果摄取不足、压力太大、体内病菌或念珠菌活跃、人工西药、环境毒素、重金属污染、紫外线、辐射等，都会造成体内自由基过多（见表2-1）。

表2-1　从自由基浓度得知的健康状态一览表

| 自由基浓度 | 健康状态 |
| --- | --- |
| 自由基正常 | 身体状况不错，请继续保持 |
| 自由基轻度 | 睡眠要充足、蔬果要多吃，建议两周后再测 |
| 自由基中度 | 是不是常熬夜、常吃油炸物、压力是不是太大？除了改善睡眠和饮食之外，建议补充抗氧化剂维生素C、天然黄酮和其他植物生化素 |
| 自由基重度 | 不健康情况非常严重，身体可能已经开始有问题了，除了补充睡眠、调整饮食和补充一般抗氧化剂之外，建议补充强力抗氧化剂，例如天然硫辛酸 |

当自由基攻击我们体内细胞膜上的多元不饱和脂肪的时候，会产生一种氧化的产物，称为丙二醛（MDA），丙二醛的活性很强，而且有致癌性，所以我们只要测一下尿液里面的丙二醛，就知道身体细胞被自由基破坏的情况。从尿液中测丙二醛比从血液中测准确很多，而且不必抽血，一举两得。也就是说，自由基尿

液检测是当今检测体内自由基浓度和氧化压力最不具侵入性，而且最准确的方法。

如何检测呢？非常简单，首先要购买一套检验器具与药水。先拿一个干净的杯子，把一些新鲜尿液收集在里面（最好是早上起床后第一次尿液），然后用吸管吸取1毫升的尿液，将这1毫升的尿液滴入安瓿（bù）中（安瓿里面装有药水测试液），5分钟以内，药水测试液会有颜色变化，和浓度颜色对照表相比，就可以知道体内自由基的浓度。

**自由基尿液检测步骤图示**

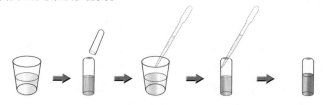

❶ 收集早上起床后第一次尿液，放在干净的杯子里。　❷ 将装有药水测试液的安瓿打开（拇指和食指稍用力折断即可）。　❸ 吸管吸取1毫升的尿液。　❹ 将尿液滴入装有药水测试液的安瓿中。　❺ 等5分钟，观察安瓿药水测试液的颜色。

结果说明：尿液滴入安瓿药水测试液之后，药水测试液颜色由浅而深可区分为四种颜色，检测器具会附上自由基浓度颜色对照表，通常颜色越深，代表体内的自由基浓度越浓，当然就越不健康。

小提醒：自由基尿液检测的检验器具与药水，可到医疗器材供应商咨询购买。

# AA/EPA比值、TG/HDL比值透露健康信息

　　二十碳酸当中的花生四烯酸（AA）是促发炎物质，二十碳五烯酸（EPA）和二十二碳六烯酸（DHA）是抗发炎物质。因此美国的希尔斯（Barry Sears）博士提出，我们可以检查血液中AA和EPA的比值，来判断一个人是否容易发炎、罹患慢性疾病。

　　根据希尔斯博士的统计，AA/EPA在1.5是最理想的，越高越不好，如果大于15，那这个人肯定已经罹患慢性疾病（见表2-2）。不过也别紧张，通过补充EPA，可以把比值降下来，身体的发炎疾病也会因此而慢慢逆转。如果一时不方便抽血检测AA/EPA，或找不到做这种检测的实验室，希尔斯博士建议改用TG/HDL来做推测（见表2-3）。TG是甘油三酯，HDL是高密度脂蛋白。

表2-2　由AA/EPA比值得知健康状况一览表

| AA/EPA比值 | 健康状况 |
| --- | --- |
| >15 | 已经罹患慢性疾病 |
| 10 | 健康状况差，即将罹患慢性疾病 |
| 3 | 健康状况还可以 |
| 1.5 | 健康状况良好 |

表2-3　由TG/HDL比值得知健康状况一览表

| TG/HDL比值 | 健康状况 |
| --- | --- |
| >4 | 已经罹患慢性疾病 |
| 3 | 健康状况差，即将罹患慢性疾病 |
| 2 | 健康状况还可以 |
| 1 | 健康状况良好 |

根据希尔斯博士的建议，只要每天开始吃2.5克的Ω-3脂肪酸，这剂量差不多等于12.5毫升的高品质鱼油或海豹油（将近一大匙），一个月之后，再做AA/EPA检测来看看效果。如果比值降到1.5～3之间，表示服用的剂量非常合适，那就继续吃下去，健康一定会改善。如果比值还是大于3，那么为了疗效，建议增加剂量，最多可增加一倍的剂量。这是用很科学、很客观的方式来监测饮食中的Ω-3脂肪酸是否足够，而不用瞎猜。

很多人经过仔细计算之后，会发现平时补充的鱼油或海豹油胶囊的剂量太低，难怪疗效不明显。因此，我建议有抗发炎需求的人，应该服用液态瓶装的亚麻籽油、鱼油或海豹油，比较经济实惠。

### 唾液酸碱值测试

## 不抽血、不验尿，轻松得知身体发炎程度

还有一个不用抽血、不用验尿的间接方法，只要3秒就可以大概知道身体发炎的倾向，那就是唾液的酸碱值测试。正常的唾液应该呈现弱碱性，也就是pH酸碱值应该在7.0～7.6之间。但是由于现代人饮食偏差、作息失常、压力太大，导致体内酸性代谢废物累积，组织液呈现酸性。由于酸性代谢废物累积容易使身体发炎，而发炎更会产生许多酸性代谢产物，使得组织液变得更酸，如此形成恶性循环。

唾液的酸碱值和组织液接近，所以检测唾液是一种方便、非侵入性的好方法。检测方法很简单，首先取一沓高感度的酸碱试纸，撕一小段约两厘米，将唾液吐一点在汤匙上，用试纸去蘸唾液，随即取出，3秒左右后对比色卡查看试纸颜色的变化。如果pH

数值在7.0～7.6之间，恭喜你，身体呈现弱碱性。如果pH数值在5.5～6.2之间，表示身体很酸，很有可能正在发炎。如果pH数值为8，有可能是真碱性，但更有可能是假碱性。

**唾液酸碱检测步骤图示**

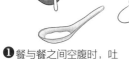

❶ 餐与餐之间空腹时，吐1～2毫升唾液于汤匙中。测试前一小时勿进食，以免影响准确度。

❷ 取一沓高感度的酸碱试纸，撕一小段约两厘米。

❸ 用试纸去蘸唾液，随即取出。

❹ 3秒左右后对比色卡查看试纸颜色的变化。

结果说明：pH数值若在5.5～6.2之间，表示身体很酸，很可能正在发炎。数值若在7.0～7.6之间，呈现弱碱性，代表抗发炎能力足够，健康情况还不错。

小提醒：唾液酸碱检测用的石蕊试纸，建议购买高敏感度石蕊试纸。石蕊试纸会有从浅黄（酸性）至深蓝（碱性）的十二种颜色变化，数值分别为5.5、5.8、6.0、6.2、6.4、6.6、6.8、7.0、7.2、7.4、7.6、7.8、8.0。

## 医学上常用的发炎程度检测

在精确检查每种疾病之前，有一些比较粗略的、大方向的发炎检查，建议先做。做这些大方向的检查，一方面可以先了解发炎的严重度，另一方面可以预估接下来要继续做哪一方面的细部检测，如此的检测流程会更节省费用，也更有头绪。我们也可以把这类的大方向检查看作筛检，至于细部的检查，则是辅助医师诊断之用。

前面介绍的抗发炎能力检测，都是比较简单、粗略的筛选方法，以下就来介绍一些正统医学上常用的检验方法。

由于慢性发炎非常复杂、千变万化，有些甚至以非发炎的面貌呈现，所以如果要精确诊断，可能需要针对慢性发炎所演变成的疾病来做检测，例如过敏要检测免疫球蛋白抗体IgE和IgG，肝炎必须检测病毒数与抗体，消化道疾病必须做内镜或造影检查，心脑血管疾病可以做心电图与运动超声波，男女不孕不育则必须检查内外生殖器官等。

接下来，我就来详细说明如何用抽血得知身体发炎程度的CBC、CRP和hsCRP、AST和ALT、RF等四种抽血检测，相信可以帮助大家了解医学上如何解读这些数值，借此进一步了解身体的健康情况。

### 血液常规检查

### 最重要、最物超所值的基础发炎检测

要检测身体是否处于发炎状态，最重要、最物超所值的检测就是血液常规检查，也称全血检查。

这是每年健康检查必备的项目，为什么说物超所值呢？因为这是一个成熟的检验，每个体检机构和医院都会有，非常普及，所以价格便宜。

血液常规检查的英文原文是全血细胞计数（CBC），顾名思

义就是计算血液中红细胞、白细胞、血小板的数目，借此来检测身体有什么异常之处。

### 红细胞太少可能是贫血

红细胞的主要功能是输送氧气和少许二氧化碳。成年人正常值男性是4.2～5.4百万/mm³，女性是3.6～5.0百万/mm³。如果红细胞数目太低，表示身体可能贫血，如果太高，可能是骨髓的问题或其他疾病。

### 白细胞太多表示身体在发炎

白细胞的主要功能是保护人体不受细菌、病毒、寄生虫等外来物的侵犯，也负责清除受损组织以及攻击癌细胞等，也就是人体内的军队。成年人正常值为5000～10000/mm³。如果白细胞总数过高，最常见的原因是有感染或发炎；如果太低，有可能是长期感染、骨髓问题、重金属中毒、放射线或药物影响所造成的。

除了看白细胞总数以外，其实血液常规检查还会有各种白细胞的个别数据。白细胞既然是人体中的军警部队，那么它们也就像真正的军人和警察一样，分成不同的军种或类别，以实现不同的任务分配。仔细检查各种白细胞的数量，可以进一步帮我们厘清身体里面到底发生了什么事。

一般来说，白细胞分为以下几大类：

• 中性粒细胞：当身体在急性发炎或感染时，中性粒细胞会突然增加很多，因为身体靠它们直接吞噬微生物。好比在登陆作战时，第一批派遣的是海军陆战队，去抢滩、抢阵地，这是在第一线激烈肉搏战的士兵，非常骁勇善战。

- 单核细胞：单核细胞是在慢性发炎时的主要细胞，可以"进化"成巨噬细胞。巨噬细胞就是发炎时第二批派遣的军种，也就是步兵，在海军陆战队占领阵地之后，继续长驱直入，和敌人作战。肥大细胞也是由单核细胞演变过来，负责身体的过敏反应。

- 淋巴细胞：淋巴细胞的角色就很复杂，而且身兼情报（分辨外来物或癌细胞）、远程攻击（分泌抗体）、调度（召集其他白细胞）等多重功能，是充满智慧的战士，也是艾滋病病毒（HIV）攻击的首要目标，这也就是为什么受艾滋病病毒攻击会造成全身免疫系统瘫痪。

- 嗜酸性粒细胞：嗜酸性粒细胞专门对抗寄生虫和霉菌，也可以引发"过敏"，所以当身体有寄生虫、霉菌感染或过敏时，这种细胞会增多。

- 嗜碱性粒细胞：嗜碱性粒细胞可以分泌化学物质，营造有利"发炎"的战场环境，也与过敏有关。

## 颗粒性白细胞太多表示压力太大、黏膜脆弱

另外，白细胞可以粗分为颗粒性白细胞和无颗粒的淋巴细胞，通常血液常规检查会把这两种分类做一个数字比例，例如颗粒性白细胞占60%～70%，而淋巴细胞占30%～40%，如果一个人无明显疾病，而颗粒性白细胞的比例偏高，很有可能此人的压力偏大、交感神经过于亢奋，这样的情况容易导致身体发炎，尤其是黏膜。

因为交感神经亢奋会刺激颗粒性白细胞的增生，而白细胞都有它的寿命，死亡后的颗粒性白细胞会释放颗粒，而这些颗粒就是前面提到的溶酶体，里面还有破坏性极强的自由基。当死在黏

膜上的颗粒性白细胞将自由基释放出来，就会毁损黏膜，造成黏膜发炎。这是压力过大造成胃溃疡和口腔溃疡的最重要机制，也是最容易被一般人忽视的生理反应。

## 血小板出现异常也可能和发炎有关

血小板不是完整的细胞，而是细胞的碎片，但也可计数，正常值为14万~40万/mm³。

血小板负责伤口的止血反应，数量过低会造成容易流血不止，原因很多，包括紫斑症、贫血、感染、癌症放化疗、酗酒、肾功能不足等。如果血小板数量太高，有可能是因为骨髓问题、缺铁性贫血、自体免疫性疾病（例如类风湿关节炎和红斑狼疮）、癌症、慢性消化道发炎、肾衰竭，等等。

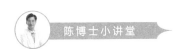
陈博士小讲堂

ESR 可用于检测发炎，但不如 CRP 灵敏

以前的"血液常规检查"常会加验"红细胞沉降率"（ESR）。当身体在发炎的时候，血液中的纤维蛋白原会增加，因而使得红细胞容易凝结，如此，就会造成红细胞快速沉淀。

所以，红细胞沉降率增加，表示身体处于发炎状态，不过这个检测会延迟，例如在急性发炎的 24 小时内，ESR 还是正常，但"C 反应蛋白"已经上升了。当治疗成功时，CRP 很快回到正常值，但 ESR 则很慢。所以，在临床上，CRP 会比 ESR 来得敏感，是比较精准的判断依据。

最明确、最戏剧化的发炎检测

我在前文中已经谈过，心血管疾病用"C反应蛋白"（CRP）来预测风险，比用胆固醇准确太多了，其实除了预测心血管疾病风险之外，对所有的急慢性发炎疾病来说，CRP是一个非常好用、相当敏感的指标。CRP是血液中的一种蛋白质，正常人的血液中应该是不存在的，但是当身体发炎或感染时，巨噬细胞或脂肪细胞就会产生细胞激素IL-6，以刺激肝脏合成CRP，所以我们就可在血液中检测到，用它来判断发炎是否存在以及有多严重。

CRP是身体发炎最明确、最戏剧化的指标，当身体发炎或感染时，它可在6小时内就升高，在24小时达到巅峰，最高可达5万倍，而当发炎消退或感染治愈时，CRP则很快消失。

正常人的血液中，CRP值应该为0，随着人年龄增长可能会增加一点点。如果CRP值是10～40mg/L，有可能是轻微发炎、病毒感染，或是怀孕后期；如果CRP值是40～200mg/L，有可能是急性发炎或细菌感染；若大于200mg/L，可能是严重的细菌感染或烧烫伤。

刚才说过，正常人的CRP值应该为0，但事实上，实验室CRP的检测值范围为10～1000mg/L，那么低于10mg/L要怎么测呢？这时候，就必须用"高感度C反应球蛋白"（hsCRP）检测，hsCRP灵敏度可以达到0.04mg/L。

如果CRP是阳性（也就是大于10mg/L），可能是风湿热、类风湿关节炎、心肌梗死、癌症、急性感染、术后反应等发炎情况。近年研究显示，CRP值比较高的人更容易患糖尿病、高血压、心血管疾病、大肠癌。但是，也不一定所有的发炎疾病都会使CRP升高，例如硬皮症、多发性肌炎、皮肌炎，几乎不会使CRP升高，而系统性狼疮如果没有导致滑囊炎，也不会诱发CRP升高。

## AST、ALT抽血检测
### 肝炎、胰腺炎等疾病的发炎关键指标

一般的健康检查通常会包含肝功能指数天冬氨酸氨基转移酶（AST）、丙氨酸氨基转移酶（ALT）。两者的正常值通常都在40U/L以下，若超过40可能表示肝炎、胰腺炎、心肌炎、严重烧烫伤或休克等。

要特别声明一点，本章所提到的正常值参考范围，会受到不同仪器、不同统计数字影响而有所差异。例如，在不同的体检机构、不同医院、不同国家或地区，正常值会有所不同，读者应该以检验报告的参考值为主，不可拘泥于本书所提的数据。

当肝细胞坏死或心肌梗死之后，细胞会释放出特殊的酶（AST、ALT）到血液中，所以当血液检测出这两个数值升高时，表示肝细胞或心肌细胞有可能在发炎。有经验的医师，可以根据这两个指数的比值，加上其他检测，初步判定不同的疾病，例如AST∶ALT大于2∶1可能是酒精性肝炎或肝癌转移，AST∶ALT大于1∶1可能是病毒性肝炎、急性肝损伤或胆管梗阻。

值得特别注意的是，当肝细胞坏死殆尽时，已经没什么活细胞可以再释出酶了，所以AST和ALT的数值会降下来，甚至"恢复正常"，但其实问题已经非常严重了。另外，肝癌初期肝细胞并不会坏死，指数也不会升高。所以，并不能够完全看这两个数值来断定肝的好坏，必须配合其他检验，例如CRP、ALP、GGT、AFP、腹超等。

## 类风湿关节炎、红斑狼疮等疾病的发炎参考指标

很多类风湿关节炎的患者血液中，可以检测出来一种特殊的抗体，叫作类风湿因子（RF）。正常值应该在39IU/mL以下。类风湿因子除了常见于类风湿关节炎的患者之外，还会出现在慢性肝炎、胆管纤维化、慢性病毒感染、细菌性心肌炎、肺结核、梅毒、白血病、皮肌炎、全身性硬化、红斑狼疮、干燥症、传染性单核白细胞增多症等。

所以，RF并不局限于类风湿关节炎患者才有，这一点要注意。而且更复杂的是，并不是类风湿关节炎患者都会有RF升高的现象。听起来RF好像不能证实任何疾病，但身体就是这么复杂，RF本身只是一个仅供参考的发炎指标，必须要配合其他指标和临床诊断，才具有实际意义。

扫描回复"健康"
获取自测发炎的方法

## 第 3 章

抗发炎保健

# 全方位抗发炎的健康新知

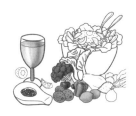

　　抗发炎的健康秘籍大公开，教你打造抗氧化、抗衰老、抗癌化的强健身体。

　　独创的"生熟一比一，健康为底线"、健康饮食最高机密"食物四分法"。

　　补充高品质维生素 C、植物生化素、好的二十碳酸、天然硫辛酸等抗发炎营养品。

　　养成规律生活作息习惯，坚持科学的身心运动等。

## 抗发炎关键是改变错误的饮食习惯

人类自从发现了火，从生食改为熟食之后，从此就开始踏上错误饮食的不归路。

我们曾经提到猫吃生食可以健康长寿，但吃熟食之后却疾病丛生。猩猩和人类一样，是地球上少数不能自行合成维生素C的动物，所以每天必须从食物当中，摄取2～6克的维生素C。而人类呢？远古人类平均每天要摄取2.3克维生素C，但现代的美国人每天只摄取0.07克。现代饮食中维生素C严重不足，只是冰山一角，这不过是新鲜蔬果严重不足的一个现象而已。此外，蔬果当中还有水溶性纤维、植物生化素等，这些重要的营养素如果跟着吃不够，健康会不会走下坡呢？

人类是杂食的动物，从牙齿的比例就可看出来。人类大部分牙齿是用来磨碎谷物的臼齿，只有四颗是用来撕裂生肉的犬齿，但是，由于肉类烧烤之后的味道实在太诱人，现代人有钱之后，不知不觉中，肉吃得越来越多，而且是用油炸烧烤这类高温烹调居多，更不健康。

如果肉不能吃太多，那么就多吃一些饭或面食可以吗？埃及帝国灭亡的原因，有美国学者认为是因为吃太多面包，导致体力衰退所造成。淀粉类食物经过烘焙之后，产生美拉德反应，香气诱人，和烤肉的诱惑不相上下，每天吃下好几磅面包的埃及士兵，血糖不稳定，体能衰退，越来越胖，甚至得糖尿病，怎么有体力去打仗呢？而有很多人血糖不稳，当然也是淀粉吃太多、睡眠不足、压力大，又不运动所造成。

这个不能吃太多，那个又只能吃少点，那到底要怎么吃呢？为了这个问题，美国的营养学家已经研究了一百多年，尤其美国农业局更是责无旁贷，每隔一段时间，就会提出一个饮食模型，建议美国人遵守，世界其他各国也就跟着倡导。

我整理出1894—2011年"美国农业局公布的食物模型一览表"，让大家了解100多年来美国饮食准则的演变走向（见表3-1）。

表3-1　美国农业局公布的食物模型一览表（1894—2011年）

| 时间 | 简要说明 |
| --- | --- |
| 1894年<br>【倡导食物多样化】 | 美国农业局提出来的第一个饮食准则，由实验站主任艾瓦特博士（Wilbur Atwater）写在《农夫公报》（*Farmers' Bulletin*）里面。1904年，艾瓦特博士更在其著作《营养原则与食物的营养价值》提倡要注意食物的多样化、比例、热量、高营养食物，少吃油脂、糖、淀粉。<br><br>在那个年代，维生素还没有被发现出来（第一个维生素于1910年发现），若非特别注意挑选食物，一般人很可能会偏食或营养失衡，例如蛋白质吃太多，或碳水化合物和脂肪吃太多。吃太多的坏处可能不会马上被察觉，但不久之后就会显现出来，例如身上长肥肉，或是体力衰退，或是真正罹患疾病。 |
| 1916年<br>【食物分五大类】 | 在1916年，新的准则出炉，把食物分成五大类：牛奶和肉、谷物、蔬果、油脂、含糖食物。 |
| 1933年<br>【食物分四等级】 | 由于经济大萧条，美国农业局在1933年将食物根据价格分为四个等级。 |

| 时间 | 简要说明 |
|---|---|
| 20世纪40年代<br>【基本七种食物】 | 1943年，正值第二次世界大战，美国实施食物配给，将食物分为七大类。第一类：黄绿色蔬菜；第二类：柑橘、番茄、葡萄柚；第三类：马铃薯及其他蔬果；第四类：牛奶、乳制品；第五类：肉、禽肉、鱼、蛋；第六类：面包、面粉、谷物；第七类：奶油、人造奶油。 |
| 20世纪40年代<br>【基本七种食物】 | 这样的分类其实非常复杂，而且相当不合理。不过当时有一句口号我觉得不错："为了健康，每天，在每一类里面吃一些食物……"（For Health...Eat some food from each group...everyday.） |
| 1956年至<br>20世纪70年代<br>【基本四种食物】 | 到了1956年，把七类食物改为奶类、蔬果类、肉类、谷物面包类这四大类，称为"基础四类"（Basic Four），这个分类简单多了，因此很快就推广到全美国的中小学，甚至世界其他国家也以此来做饮食教育。不过这个饮食准则，并没有提到要吃多少油脂、糖和热量。 |
| 1979年<br>【"不麻烦"每天食物准则】 | 推出了"不麻烦"每天食物准则，加了第五类食物，也就是油脂、糖、酒。 |
| 1984年<br>【食物转轮】 | 推出食物转轮，将食物分为五大类。 |
| 1992年<br>【食物金字塔】 | 推出现在大家很熟悉的"食物金字塔"，设计了每一类食物的分量和比例。<br>这个金字塔我个人认为有两大问题：第一个问题是淀粉类食物太多，现代人由于运动缺乏，如果这样吃，很容易造成中广身材、肥胖、血糖不稳、糖尿病、代谢综合征等问题。第二个问题是每一种食物的分量计算，非常复杂难记，我的临床经验是几乎没有几个患者可以搞清楚，甚至很多营养师或医师也记不起来。 |
| 2005年<br>【我的金字塔】 | 推出"我的金字塔"，增加了运动的重要性。另外，把食物分类简化为六条不同颜色的色带，但是，这也未免太简化了，让人搞不清楚什么颜色代表什么食物。 |

续表

| 时间 | 简要说明 |
|------|----------|
| 2005年<br>【我的金字塔】<br>修订版 | 随后又进行了修订，把各种食物通通画出来，摆在地上。这样看起来又太复杂了。总之，从我的角度来看，没有一个图示或准则是既正确又方便的。 |
| 2011年6月<br>【我的餐盘】 | 美国农业局终于推出一个更容易理解和使用的餐盘图示。<br>很"巧合"地，和我在2003年发明且大力推广的"食物四分法"几乎如出一辙。 |

资料来源：美国农业局（USDA）。

## 陈博士"食物四分法" vs 美国农业局"我的餐盘"

美国农业局在1992年颁布"食物金字塔"，但是这种计算食物份数的方法非常不实用，而且从我的角度来看是错误百出。所以，我在2003年，就发明了"食物四分法"，让患者只要花一秒钟，就知道吃得对不对，而不用去计算热量或什么食物一天要吃几份。到了2005年，美国农业局颁布了新版"食物金字塔"，但还是让我很失望，因此我决定将我的"食物四分法"大力宣传，从我的美国诊所专用，转到大众演讲，甚至从2006年开始，陆续写入系列著作里面。

到了2011年6月，美国农业局发表最新的饮食建议，完全抛弃以前的健康金字塔，而改用"我的餐盘"体系。不再斤斤计较一天要吃几份蔬果或肉类，而改用一种直觉的四分法。这次公布，让人着实吓了一跳，因为和我一直大力提倡的"食物四分法"几乎是一个模子刻出来的。我在2006、2007、2008年出版的三本著作，都大力宣传"食物四分法"的重要。

"我的餐盘"一公布，就有人公开发表说："对于忙碌的家庭来说，这是一个相当棒的工具，而且小孩也看得懂。还有比这个餐盘更简单的吗？"看到这里，我心里有深刻的感触，这就是我2003年原创"食物四分法"的最初动机：要简单、要连小孩都懂、要人人都可以执行。

我原创的"食物四分法"和美国农业局的"我的餐盘"最大的差别，就在于那旁边的一小盘乳制品。基本上，我是不鼓励吃乳制品的，牛奶的问题多多，而且华人体质大多不适合牛奶。在"食物四分法"里面，油脂是隐藏的食物，并未标示出来，可以在肉类里面，也可以额外拌在蔬菜里面，拌饭也不错，好吃又健康。

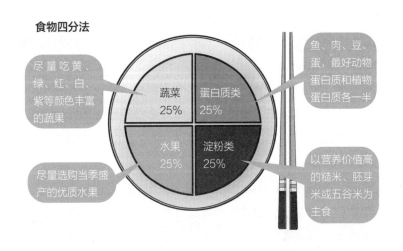

2006年，我在《吃错了，当然会生病》一书中倡导的健康饮食比例

"食物四分法"，浅显易懂，执行上也不需要食物换算。特别要注意的是，如果淀粉类不是来自较有营养价值的糙米、胚芽米或五谷米，而是白米的话，比重必须再少一点。另外，蛋白质来源为鱼、肉、豆、蛋，最好能一半来自动物性来源，一半来自植物性来源。

**美国"我的餐盘"**

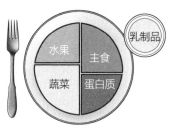

2011年6月美国农业局发表了"我的餐盘"，正式与过去"食物金字塔"告别。它还额外叮嘱：均衡的热量，选择糙米、全麦等未精制淀粉类，选择低脂乳制品，蔬果应占餐盘一半，低钠，多喝水，少喝含糖饮料。

## "食物四分法"：健康饮食的最高机密

基本上，我们可以从生熟比例、酸碱比例、营养成分、牙齿比例、血糖稳定、抗氧化，以及体重管理等很多不同角度，来阐述这个"食物四分法"为什么是当今最棒的准则，看似极简，却是现代人健康饮食不为人知的"最高机密"。

美国农业局自从2011年6月公布"我的餐盘"以来，至今并没有解释这样的四分法有什么好处，也没有交代他们是如何研发出这个四分法的，这是两个很神秘的点。基于我是"食物四分法"的原创者，我觉得有责任与义务，把四分法对健康有什么好处，仔细向大众解释清楚。

接下来，我将"食物四分法"的七大健康理由逐一分析给大家知道，你就会发现简单易行的"食物四分法"，背后其实具有深厚的营养学、自然医学、生物学、人类学等做基础。

## "食物四分法"的七大健康理由

### 【理由一】从生熟比例的角度来看

熟食是人类的原罪，是难以改变的习惯。熟食的六大问题是造成慢性疾病泛滥的重要原因。既然现代人无法避免熟食，那么，我们只好尽量提高生食的比例。

大家都有到"不限量自助餐餐厅"吃到肚子发胀的经验吧！下次，不妨做一个实验，保证你会相信，为什么"生熟一比一，健康为底线"。请你在吃下一大堆熟肉、熟淀粉、熟点心的同时，也吃下相同分量的新鲜生菜与水果。就这样吃，不管你吃得多饱，你会发现，肚子还是很清爽，不会发胀难受，更让人惊奇的是，三五个小时之后，感觉消化很顺畅。如果你只吃肉等，但没有吃同等分量的生菜与水果，过了5个小时之后，肚子还是在发胀，甚至接下来一两餐都不想吃东西。

从这个实验我们可以知道，如果在每一餐里面，把生食比例提高到和熟食一样，那就可以差不多抵消熟食、肉食不易消化的问题。一般来说，能生吃的食物通常是蔬菜、水果。要煮熟的食物，常常是米饭、面粉类和蛋白质类的鱼肉豆蛋。如此一来，生熟各半，不就和"食物四分法"的比例不谋而合了吗？

## 【理由二】从酸碱比例的角度来看

凡是食物中含的钠、钾、钙、镁、铁等矿物质多，就比较偏碱化食物。反之，如果含的磷、硫、氯多，就比较偏酸化食物，这是最原始的酸碱食物理论。更先进的理论认为，要实际测试，把食物吃下去之后，会让体质酸化或碱化才能判定。不论是旧理论还是新理论，碱化食物通常就是那些深绿色的蔬菜、水果，而酸化食物就是那些鱼、肉、豆、蛋、奶与精制淀粉类。为了健康，为了维持身体的弱碱性，碱化食物最好占所有食物的一半以上，所以，这和生熟比例几乎有异曲同工之妙。总之，从酸碱角度来看，蔬菜加水果要占一半以上，另外一半则是淀粉类和蛋白质类。

## 【理由三】从营养成分的角度来看

食物营养可分为巨量营养素和微量营养素，巨量营养素就是碳水化合物（淀粉和糖分）、蛋白质、脂肪，而微量营养素则包括各种维生素、矿物质，以及一些植物生化素。

早期我在美国西雅图的诊所为患者诊疗，会要求他们写五天饮食日记，带来诊所，把每天所吃的东西输入电脑，程序就会打出七页的报表，详细列出患者每天每种营养素是否吃得足够，该不该调整。这是一个很浩大的工程，看起来也很复杂。

但是，自从我发明"食物四分法"之后，这电脑程序几乎不必跑了，可以省下很多时间，因为只要照"食物四分法"的比例吃三餐，你所需的每一种营养素差不多都可以达标，甚至超越美国农业局的每日建议摄取量。现代人之所以营养素缺乏或不均衡，就是因为未按照正确的食物比例来吃，如果三餐遵守"食物四分法"，不但营养均衡，而且胖子可能会瘦下来，瘦子可能会长肌肉。

**【理由四】从牙齿比例的角度来看**

"人类到底适合吃素、吃荤，还是杂食？"这个问题似乎不容易有共识，但是，我们不妨来看看人类的牙齿，或许可以看出端倪。人类的恒齿总共有32颗，其中只有4颗是犬齿，所谓犬齿，就是像狗、猫、老虎、狮子那4颗尖牙的牙齿，它们用来咬住猎物、撕裂鲜肉用的。除了犬齿，人类其他的牙齿大多是臼齿，臼齿就是牛、羊、马、鹿那样的牙齿，专门用来磨碎谷物和纤维的。

所以，从犬齿的比例来看，人类的肉食，应该占1/8。而我所推广的"食物四分法"，蛋白质食物占总分量的1/4，其中动物性蛋白质（鱼、肉、蛋类）和植物性蛋白质（豆类）最好各占一半，也就是说，动物性蛋白质应该占总食物的1/8，那不就和人类犬齿的比例不谋而合吗？从这个角度来看，四分法又对了！

**【理由五】从血糖稳定的角度来看**

虽然糖尿病患者目前占8%～10%，但是加上多囊性卵巢综合征（PCOS）、代谢综合征和其他血糖不稳定的人，则大概占总人口的一半。也就是说，有血糖不稳现象的人其实非常多，虽然还没有罹患糖尿病，但其实已在路途上迈进。血糖不稳会使人肚子饿的时候手脚冰冷发抖、头昏、脾气不稳定，这是低血糖的症状；吃饱了又想睡觉，这是高血糖的症状。

总之，有一半以上的上班族，每天就在高血糖和低血糖之间，坐云霄飞车，起起伏伏，这就是饮食当中精制淀粉太多所引起的，如果再加上高淀粉的零食，那情况就更加恶化。这是现代人饮食中的一个很大的盲点，甚至连一般医院的糖尿病卫生教育都没有注意这个重点，使得许多糖尿病患者血糖失控，日益消瘦，最后产生并发症。

一般人如果想要让每天精力充沛、情绪稳定，而且即使有糖尿病遗传也不会诱发糖尿病，最重要的就是遵守"食物四分法"。将米饭、面粉类控制在1/4以下，而且要吃粗糙淀粉。如果糖尿病已经发病，那淀粉就要控制在1/8以下。

## 【理由六】从抗氧化的角度来看

抗氧化就是抗发炎、抗老化、抗癌化，绝大部分的慢性疾病都可借由抗氧化剂而改善。而食物中的抗氧化剂，例如维生素C、维生素E、类胡萝卜素、黄酮类化合物、其他植物生化素等，大量存在新鲜的蔬菜、水果里面。如果你去吃一碗牛肉面，或是一份排骨盒饭，或是一碗蚵仔面线（牡蛎粉），或是面包或肉包水饺，请问这些食物的抗氧化剂在哪里？基本上少得可怜。所以，不管在外吃饭或自己煮，随时随地要谨记"食物四分法"，吃足新鲜蔬果，最好占总食物的1/2，如果吃不到，那就要适量补充抗氧化剂营养品。

## 【理由七】从体重管理的角度来看

2003年美国波士顿儿童医院做了一个青少年减肥的实验，结果吃到饱的那一组减肥成功，吃一般减肥餐的却失败，这是怎么回事？其实，成功那一组除了注意食物的低升糖指数之外，也间接运用了"食物四分法"的概念，因此就能有效控制体重。反之，传统减肥餐斤斤计较热量的限制，却疏忽了食物的比例，就会造成减肥失败。

根据我的临床经验，"食物四分法"不仅是很棒的减肥食谱，也是很好的增重食谱，这听起来好像有点矛盾，其实一点也不，"食物四分法"会让人渐渐趋于理想体重。胖子的肥肉会变少，而偏食的瘦子肌肉慢慢会长出来，而且还可以达到塑身的效果，把小腹变不见，如果加上肌肉锻炼，就会让身材非常匀称，人人称羡。

# 生机饮食之我见

生机饮食所含的抗氧化剂与植物生化素非常丰富，纤维量也非常足够，而且不使用油炸、煎炒的方式，的确保留了食材当中最原始的营养素，很多人因为生机饮食击退了慢性疾病，恢复了健康。如果可以做得到，我会建议许多人尝试生机饮食，如果不能百分之百，但至少可以先从改变部分饮食开始。

在本书第1章的结尾，我已经提出，现代人要解决熟食的两难，有三条路可以走，如下所示。

- 第一条路：尽量生食，也就是俗称的"生机饮食"。
- 第二条路：正确的食物比例，也就是要遵循"食物四分法"。
- 第三条路：使用营养补充品，尤其是"抗发炎营养素"。

第一条路不想走，就走第二条路，如果第二条路做不到，只好走第三条路。

"食物四分法"，我在上一篇文章刚讲过，抗发炎营养素会在接下来的文章中仔细讲解。在这里，我要来讨论一下什么是"生机饮食"。

## "生机饮食" ≠ "有机食物" ≠ "吃素"

"生机饮食"在欧美的发展至少有一百年的历史，历经比歇尔-本纳（Maximilian Bircher-Benner）、葛森（Max Gerson）、普赖斯（Weston Price）、肯顿（Leslie Kenton）等人的倡导，近年来蓬勃发展。

照字面上来说，"生机饮食"的意思就是吃生的食物，不经加热，定义就是这么简单。但在华人社会里，有很多人误会"生机饮食"是"有机食物"，有更多人误以为是"吃素"。其实，生机饮食指的是所有食物不经加热、不经发酵等加工处理，而这些食物并不局限于植物，也包括动物。所以，就定义而言，吃生鱼片或吃生牛肉也算是生机饮食。

在台湾盛行的生机饮食偏向于纯素或奶蛋素的生机饮食，流行食用精力汤、蔬果汁，食谱中以高纤蔬果、坚果、豆芽、全谷类为主。听说有些生机饮食也将鱼、肉、蛋加以清蒸或煮来吃，这样就让生机饮食的定义更加模糊了。

不过，生机饮食也不是完全没有缺点，有几个地方要特别注意。我认识太多人因为吃生机饮食或素食，而在饮食当中忽略了蛋白质和油脂的摄取，导致长期下来出现忧郁、贫血或身体太虚等症状，得不偿失，这对代谢型是"老虎型"的人特别重要。

生食要特别注意卫生，因为一不小心细菌、霉菌、寄生虫就会污染食物，尤其是豆芽菜、生菜、海鲜。另外，有些食物不适合生食，可能有毒性，例如黄豆、芋头、木薯、茄子。例如，苜蓿芽含有刀豆氨酸，在人体内会取代精氨酸的代谢，容易造成红斑狼疮复发或恶化。属于寒性体质的人，必须在寒凉属性的精力汤、蔬果汁或其他生机饮食当中酌量添加热性佐料，例如生姜、干姜粉、大蒜、胡椒粉、肉桂粉等。

总之，生机饮食有优点，也有缺点。如果做对了，身体会健康，但如果做错了，也会出问题，因此不可不慎。

## 很多人喝蔬果汁抗病成功了

我在我的诊所工作时，曾听到、看到很多人喝现榨有机蔬果汁，就把过敏、高血压、心血管疾病、肺病、癌症等疾病给完全治愈了，这类成功案例遍布全世界。台湾也因为现榨蔬果汁很多人在喝，蔬果调理机或榨汁机的生意非常好。其实，蔬果汁可以调理体质甚至治病的原理非常简单，一言以蔽之，就是抗氧化剂的功效。

新鲜蔬果汁里面含有成千上万种的抗氧化剂，这些新鲜的抗氧化剂可以抗发炎，而抗发炎就可以逆转绝大部分的慢性疾病，甚至癌症，因为大部分疾病都是从慢性发炎而来的，或是因缺乏抗氧化剂而引起的。

弄清了这些道理，再思考为什么喝蔬果汁可以治病、防癌，也就不觉得稀奇了。

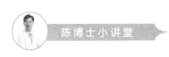

陈博士小讲堂

中医说蔬果汁太寒，不能多喝？

现榨有机蔬果汁的好处多多，可以抗发炎，可以抗老防癌，也可以活化肝脏解毒功能，但很多患者和读者告诉我，为他看病的中医师不建议他们喝蔬果汁，我甚至遇过不少中医师完全禁止患者吃所有寒凉的蔬菜与水果。我们到底该怎么办呢？

2011 年春天，我在美国加州的山谷度过了"浓浓的"花粉季节，空气中的花粉密布，仿佛撒满胡椒粉一般，持续刺激着我敏感的黏膜。除了使用抗过敏的营养品之外，我还自己开处方，用中药汤剂治好了自己的花粉热。

但是，我发现一个奇特的现象，在吃中药那一阵子，如果吃到橙子、桃子、苹果等水果，会让药失效。为了维持药效，我自然而然就有一阵子不吃生鲜蔬果，几乎完全只吃熟食，这和我平时的饮食习惯大相径庭。

后来花粉季过了，中药也早停了，我一切恢复正常，吃起寒凉蔬果也没什么影响，紧接着夏天到了，吃很寒的瓜类也没事。

怎么会这样呢？我的解读是，寒性体质的人在用中药治病时，是用热药。我整体的感觉是，用这些热药将生理运作"托"起来，"托"到一个温热的状态，那么症状就会消除。而这个无症状的状态，不是自然形成的，而是用热性中药"拱"出来的，其实不是很稳定，很容易就被寒凉的蔬果所泄掉。一直要等到生理运作适应那一个状态，自己能够维持时，中药撤离，慢慢地，身体才能禁得起寒凉蔬果的冲击。

以上描述是非常主观的感觉，看起来不像医学专业描述，但它是我的真实感受，我也因此认同中医的概念，身体很虚寒的人或是正在服用热性中药的人，要小心寒凉蔬果的摄取，尽量挑选热性的吃。要等身体好了或中药停了，再恢复正常饮食。

## 抗发炎营养素，健康新选择

我要特别强调，我不是鼓励大家非要吃营养品不可，但是，如果因为种种原因，很多人无法改变错误的饮食习惯，吃不到最完美的饮食，那么借用现代科技，服用高品质、正确处方的营养补充品，也就有其必要。

根据多年看诊经验，我发现，开处方给患者服用天然药物或营养品，要比调整他的饮食简单十倍以上。甚至我发现，有不少患者是抱着找寻"仙丹妙药"的心态来看病，虽然我还是会告诉他生病的来龙去脉，但对凡事要求快捷便利的现代人来说，如果吞胶囊可以解决，又没副作用，很多人都会选择这一条方便的"高速公路"。

从熟食与生食的差异，我们知道食物中许多有益的营养素会被烹调所破坏。从熟食六大问题，我们就知道，高温烹调会使食物产生有害物质，损及健康。

从发炎机制的讨论，我们知道大部分慢性疾病都是从发炎开始，或是和慢性发炎有关。要逆转这些疾病，抗氧化剂是关键。而在食物里面，抗氧化剂主要存在于新鲜的蔬菜、水果当中。

因此，为了解决熟食的问题、为了逆转慢性发炎，如前所述，我们有三条路可走：生机饮食、食物四分法、抗发炎营养素。

很多人为了口欲，无法放弃美食；有些人因为要上学，不得不吃学校午餐；有些人因为工作关系，每天必须在外应酬。总之，我遇到过无数的人，有各种原因无法做到生机饮食，甚至连"食物四分法"都难以执行，所以不得已只好走抗发炎营养素这第三条路。

## 使用高品质的抗发炎营养素

抗发炎的营养素包括抗氧化剂、Ω-3二十碳酸、蛋白酶，我们在本章中会逐一讨论。

抗氧化剂也可以称为抗氧化物，但我习惯称抗氧化剂，两者的英文都是"Antioxidants"，简称"AO"。

狭义的抗氧化剂指的是维生素C、E、A。

广义的抗氧化剂除了维生素C、E、A之外，还延伸到矿物质锌、硒、植物生化素（例如天然黄酮、槲皮素、橄榄多酚、叶黄素、儿茶素、原花青素、花青素等）、硫辛酸、谷胱甘肽、超氧化物歧化酶，等等。

这些物质都是动植物里面的天然成分，并不是人工制成的西药，理应从食物中摄取，但可能由于饮食偏差、摄取不足，或是因为疾病比较严重，需要的剂量比较大，所以如果用萃取出来后制成的胶囊来吞服，就更容易达到效果，也会更省事一些。

当然，现代科技发达，也可以把这些营养素做成片状、粉状、液状，甚至调配成冲泡粉或口含片，也未尝不可。

接下来，我会详细解说几个最具代表性的抗发炎营养素，让大家了解其对身体的重要性，以及如何补充。

维生素C

## 抗发炎的先锋部队

在谈维生素C之前，我先解释一下什么是"维生素"。任何一个物质要被科学家称为维生素，没那么简单，它必须具备两个条件。第一，它是维持生命必需的营养素，第二、它是人体无法自行制造的营养素。这是维生素非常关键的定义，两个条件缺一不可，如果一个成分再怎么重要，对健康再怎么有帮助，但人体会自行合成，那就没有资格称为维生素。

所以，维生素的重要性就显而易见了，为了维持生命，我们必须从食物中摄取各种维生素，否则就会生病。如果下次有人问你，有没有必要吃维生素？答案就很简单了。如果饮食中摄取足够，身体很健康，当然就不用补充。但如果饮食中摄取不够，身体不大好，或有时身体的需要量特别大，那当然就有必要额外补充了，补足之后，你就会发现健康和体力迅速恢复。

## 现代人的维生素C摄取严重不足

在所有的抗氧化剂中，维生素C是研究历史最悠久、食物中含量最丰富、身体内应用最广、实验论文最多，而且最具代表性的。在抗发炎的生理运作里面，维生素C是不可或缺的营养素，不时和自由基短兵相接，所以我把它称为抗发炎的先锋部队。

大自然真的很奥妙，维生素C这个成分既然对健康这么重要，地球上绝大多数的动物都可以把吃下肚的淀粉转换成维生素C，但有几种动物，例如人类、猩猩、天竺鼠、食果性蝙蝠等，无法自行合成维生素C，必须通过食物取得。造成这个特殊现象，是因为基因里面的GULO片段发生突变，但这种突变不会致命，因为这些动物的食物中包括很多水果。但人类吃熟食之后，有些人偏食，不吃生鲜蔬果，所以维生素C缺乏造成的疾病也就越来越多。

一头山羊每天可以制造13克的维生素C，当它面临致命疾病、创伤或压力时，会制造高达100克的维生素C。这是一个非常重要的常识，但绝大多数人都不知道，甚至医护人员也一样。这个常识告诉我们两点重要信息：第一，动物所需的维生素C其实远比现在的营养专家认为的还多，目前美国农业局建议成年人每天维生素C的摄取量仅有0.09克，我认为远远不够。第二，动物在特殊状态时，例如压力、生病、外伤，维生素C的需求量将大幅增加。因此可想而知，人类在压力大、过劳、感冒、发烧、过敏或其他慢性发炎相关疾病时，所需要的维生素C非常大。

一只体重和人类一样或更重的猩猩，每天所吃下的维生素C有2～6克；原始人类每天会吃下2.3克维生素C；现代人平均每天只吃0.07克，而且现代人还吃很多烧烤油炸食品。现代人不吃该吃的抗氧化剂，却吃下一大堆自由基，从这个角度来看，现代人怎能不生病呢？

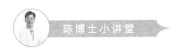
陈博士小讲堂

### 维生素 C 简史

维生素 C 的别名，叫作抗坏血酸，这是有典故的。坏血病是一种牙龈、黏膜、皮肤有出血点的疾病，患者脸色苍白、软弱无力、关节疼痛、瘀血很久才消失，严重时可能会致死。早在公元前400年的文献资料，希波克拉底就曾描述坏血病。

以前英国海军出航，经常会有船员得坏血病，甚至死亡的案例。1747年，英国皇家海军的林德（James Lind）医生在船上做实验，证实橘子和柠檬可以医治坏血病。在18—19世纪时，普遍认为柠檬、青柠、柑橘、白菜、麦芽等这类食物里面含有"抗坏血酸"，可以治疗坏血病。直到1927年，匈牙利研究团队艾伯特·圣乔治（Albert Szent-Györgyi）等三人从柑橘中首次分离出来维生素C，而且证明就是前人所谓的"抗坏血酸"；到了1937年，圣乔治因为研究维生素C而得到诺贝尔奖，被称为"维生素C之父"。

## 维生素C的十大重要功能

千万不要小看维生素C，它对人体的生理运作非常重要，如果你要我做一个所有维生素和矿物质的排行榜，根据重要性依序排列，我会把维生素C排第一位。维生素C是我心目中最重要的营养素，为什么它这么重要呢？因为人体一旦缺乏维生素C，就会出现免疫系统失调、结缔组织脆弱、肾上腺激素无法顺利合成等问题，体内的胆固醇、神经传导物质、环境激素都会代谢不顺，甚至会出现男女受孕概率降低、有些矿物质不易吸收、肉碱缺乏而体力不济、食物中亚硝酸盐不容易被分解等情况，影响的层面既深且广。

接下来，我就介绍维生素C的十大功能。

## 【功能一】调节免疫系统

免疫系统是一个人对抗外来物入侵最重要的防卫系统。一般人常误以为，免疫系统越强越好，其实人体的免疫系统不能太强也不能太弱，要恰到好处，讲得更学术一点，就是要让免疫系统正常化。

对于感冒或感染这类的免疫系统疾病，服用紫锥花或黄芪这类强化免疫系统的草药，可以达到不错的效果，但有时候临床医师也会担心过度强化其实也不好。例如，紫锥花治疗伤风感冒的效果很好，但临床上我发现，对于某些病毒引起的发烧，如果用紫锥花，可能会有加重发烧的风险，不过如果使用维生素C，就没有这个顾虑。

所以，维生素C变成了一个治感冒或感染的简单安全工具，不但连新手医生可以正确地使用它，甚至也可当作年轻爸妈防治幼儿感冒、发烧、过敏的一个居家常备良药。但它不是药，没有药物的副作用。维生素C不会直接杀病毒，但它会给身体提供间接的帮助，让免疫系统保持在最有效率的状态，活化白细胞。免疫系统如果维持在一个平衡的状态，身体就不会随便乱发炎，即使要发炎，也是干净利落。

## 【功能二】强化结缔组织

想要进一步了解维生素C的好处，不能不认识"结缔组织"。所谓的结缔组织，顾名思义就是把身体连接起来的组织，包括肌腱、韧带、黏膜、血管壁、静脉瓣膜、软骨等。所以，如果结缔组织脆弱，容易引起导致男性不育的精索静脉曲张、大腿和小腿后面静脉曲张、小朋友容易流鼻血（鼻黏膜薄弱）、刷牙常出现牙龈流血、口腔黏膜容易溃疡，以及老年人常发生退化性关节炎等各种疾病。当然，维生素C严重缺乏时，还会得坏血病。

结缔组织之所以会有弹性和韧性，在于胶原蛋白这种成分，而胶原蛋白是由两种氨基酸（赖氨酸和脯氨酸）所组合的聚合巨分子，两种分子之间的强大的吸引力是胶原蛋白弹性和韧性的来源，而这两种分子的聚合过程需要维生素C的存在。简言之，胶原蛋白的合成必须要有维生素C的存在。

结缔组织之所以会变得脆弱，就是因为很多人饮食偏差，爱吃甜食和含糖饮料（糖会和维生素C竞争），以及油炸食物（含大量自由基，会消耗体内维生素C），却又不爱吃富含维生素C的蔬果。我常看到有些人因为本身结缔组织脆弱，本来就有刷牙容易出血的问题，遇到压力大、睡眠不佳，加上维生素C摄取不足，会突然造成眼白出血，看起来蛮可怕的。其实这是很典型的维生素C缺乏症状，大量补充维生素C就好了。因此，这类结缔组织脆弱的人，维生素C的需求量比其他人大很多，需要常常补充，身体才能保持在最佳状态。

谈到眼睛，值得一提的是，维生素C也能保持晶状体的透明和降低眼压，所以可以预防白内障与青光眼。

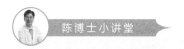

**需要补充营养品胶原蛋白吗？**

有些人常问我，要不要补充营养品胶原蛋白？这样看来，其实补不补充胶原蛋白是次要的，因为胶原蛋白吃下肚之后，如果分子量太大，并不一定会被人体所吸收转变成自身的胶原蛋白，但身体只要有足够的维生素C，自己就会制造胶原蛋白。因此，想强化结缔组织、想要美白、想要肌肤有弹性，补充维生素C比胶原蛋白来得重要。

## 【功能三】协助肾上腺激素的合成

现代人压力大，要上学、上班，要考试、拼业绩，因此经常需要肾上腺激素来应付这些紧急的工作，导致肾上腺激素的用量过大。肾上腺是人体维生素C含量最高的器官，肾上腺激素是由酪氨酸经过四个步骤转换而来，每一个步骤都要消耗维生素C，这是为何人和其他动物的肾上腺要储备大量维生素C的原因。

很多学生和上班族的压力很大，长时间熬夜之后，身体往往无法负荷，最后就生病了。不管生什么病，通常都有维生素C严重不足的问题，因为肾上腺、免疫系统、肝脏解毒、结缔组织、循环系统等要正常运作，都需要大量维生素C。换句话说，都在"抢"维生素C，在这种情况下，维生素C不足会引起各大系统失衡，当然最后会从最脆弱的系统先发难。要治疗或预防这些问题，其实很简单，多补充维生素C就对了。简单来说，维生素C可以帮助抗压。

## 【功能四】促进环境激素的代谢

塑化剂、双酚A、壬基苯酚、三丁基氧化锡等环境激素，一旦进入体内就需经过肝脏排毒两大阶段、七大作用来代谢（详见《怎么吃，也毒不了我》），在这个代谢过程中，需要有维生素

C在旁边，保护细胞不受中间产物的毒害。因此，在排毒的过程中，维生素C也是很重要的营养素。

## 【功能五】促进胆固醇的代谢

心血管疾病、脑卒中等许多疾病，是血管中的胆固醇氧化、堆积所造成的，而维生素C可以帮助血管中的氧化胆固醇代谢分解成胆酸，也可以使血管管壁保持弹性，所以可以预防动脉硬化与血栓的形成。

由于维生素C可以协助胆固醇转换成胆酸，因此也可以预防胆结石，因为胆固醇通常是胆结石的主要成分。

## 【功能六】促进神经传导物质的代谢

大脑的思考要敏锐、情绪要好、注意力要集中，就需要有正常的神经传导物质，而维生素C可以帮助神经传导物质代谢，例如甲肾上腺素、血清素。对于需要常动脑的人或是需要情绪愉悦的人，维生素C是不可或缺的优质营养素。

## 【功能七】协助矿物质的吸收

维生素C可帮助钙、磷、铁在小肠的吸收，对于骨质疏松症和缺铁型贫血很有帮助。

## 【功能八】增加男女的受孕概率

睾丸与精液中维生素C浓度很高，维生素C可以保护精子免于毒素的侵袭、可以降低精子聚集的现象、增加精子活动力、增加精子数、减少精子异常数目，甚至可以增加受孕概率。

**【功能九】促进肉碱的形成以增进体能**

肉碱是体内脂肪代谢和能量制造时不可或缺的氨基酸，它是由赖氨酸醇化所制成，而这醇化反应会消耗维生素C。如果维生素C不足导致肉碱缺乏，就会产生肌肉无力（这就是坏血病患者会肌肉无力的原因）、精神不济、血液中甘油三酯和胆固醇增加、运动员体力下降、心脏衰竭、胸腔疼痛、大脑心智退化等症状。如果要对抗大脑老化，还可以额外补充乙酰肉碱，它可以强化乙酰胆碱的制成，保护大脑免受自由基的破坏，改善记忆力、安定情绪、预防抑郁等。

**【功能十】防止亚硝酸盐转化成有毒物质**

现代化农业过度使用氮肥的情形非常普遍，这使得蔬菜普遍含有硝酸盐，经过加热或细菌分解，硝酸盐会转化成亚硝酸盐，再去烹煮遇到肉类里面的胺类，会形成有致癌性的亚硝胺，所以很多人开始担心蔬菜中的硝酸盐问题可能比农药还严重，而且可能更毒。腌肉和香肠的制程中，添加亚硝酸盐可与肉品中的肌红蛋白结合，使得肉色保持红润，亚硝酸盐是华人地区常用的保色剂与防腐剂，在欧美先进国家则以维生素E代替。

很多人开始担忧每天吃下亚硝酸盐所造成的危害，这无可厚非，但其实如果饮食中和体内有足够的维生素C，就可以使亚硝酸盐迅速在胃中被破坏，防止亚硝酸盐和胺类反应，阻止致癌物质亚硝胺的形成。

所以，只要跟着老祖先的方法，用自然农法，不过度施肥，给植物充分的阳光与天然的生长环境，加上大量摄取维生素C，就可以避开亚硝酸盐的问题。

## 维生素C的四大误区

既然维生素C对健康这么重要，也有很多人在服用各种维生素C商品，自然而然地，就会有很多从业者或所谓的专家对维生素C发表一些不同的建议。例如很多从业者都说"左旋维生素C才有效"，还常常有报道或医师提到吃维生素C会有副作用，让很多人产生困扰或盲从。站在宣传正确健康知识的立场，我想我应该站出来指出这些似是而非的误区。

### 【误区一】左旋维生素C比较有效？

大约十几年前，中国台湾地区的食品业与化妆品业掀起一阵"左旋维生素C"旋风，不管是为了美白还是养生，广告上都说只有买"左旋维生素C"才有效，我想很多人都因此买过"左旋维生素C"，并且坚信这个观念吧！但是，很多人可能到现在还不晓得，"左旋维生素C"是个天大的笑话，全世界只有台湾人这么说，会这么说并不是台湾人比较聪明，而是犯了一个学术上的错误！

"左旋维生素C有效论"，这是一个颠倒是非的错误。全世界的维生素C都是右旋的，无论是人工或天然的维生素C，通通都是右旋维生素C，而左旋维生素C是根本不存在的！为什么会有左旋的说法呢？那是因为当初有个营养师在翻译"L-form"时弄错了，L不应该翻译成"左旋"，应该翻译成"左型"，而所谓的左旋或右旋是要经过旋光仪测出的。正确的翻译法，"L-form"应该是左型，"D-form"应该是右型。

大自然的维生素C是L(+)，翻译成中文是左型右旋，我再讲一次，全世界只有右旋维生素C，没有左旋维生素C这个东西。

"左旋维生素C有效，右旋维生素C无效"这是从业者以讹传讹的结果，希望就此停住这个谣言，以免传到外面，贻笑大方。

### 【误区二】维生素C不能吃太多，否则会促进氧化或造成毒性？

首先，我要强调一点，对于补充维生素C，我从来没有建议要吃超量，而是有时为了治病，我会建议吃到人体的最大容忍量。但每人的最大容忍量是多少呢？这就很值得探讨了。每个人、每天、在不同的身体状况之下，对维生素C的需求量是不一样的。如果身体健康、饮食正常，每天或许只要吃一两克就够了，但在有特殊需求的时候，可能需要非常大量。

一头山羊体重大约75千克，和成年男性差不多，每天要制造13克的维生素C，但是遇到生病、创伤、压力时，它会制造100克的维生素C。这是什么意思呢？大自然的动物几乎没有感冒、癌症、心血管疾病的问题，那就是因为它们会制造维生素C，而人类是少数不会制造维生素C的动物，如果饮食中维生素C摄取不够，就容易生病。

#### 现代人应该吃多少维生素C？

那么人类到底应该吃多少维生素C呢？原始人每天平均吃下2.3克的维生素C，猩猩每天吃2～6克维生素C，但美国政府建议的维生素C每日摄取量却仅有0.09克，甚至建议每日不要超过两克。我认为，这个建议量实在是太低了，根据诺贝尔奖得主鲍林博士的计算，不同种类的动物平均每70千克体重，每天所制造的维生素C是2～20克，是美国政府每日建议摄取量的20～200倍。

根据《新科学家杂志》（*New Scientist*）所述，鲍林博士是20世纪仅次于爱因斯坦的伟大科学家。鲍林博士大力宣传维生素C的重要性。他在一次演讲中，风趣地提到，美国每日建议摄取量的0.09克维生素C是"免于死亡"的剂量，而想要维持"最佳健康"的剂量要比每日摄取量高许多。鲍林博士自己每天喝下3～18克的维生素C，身体力行，最终活到93岁。

我个人也试着用欧洲制的顶级维生素C粉和美国制的松树皮萃取物（富含原花青素），冲泡冷水，每天喝下维生素C大约3～6克，身体觉得很舒服，体力变好、睡眠变得有效率，也不会有拉肚子或腹痛等任何副作用。

**维生素C治病的真实案例**

在欧、美、澳的自然医学诊所，有无数使用大剂量口服维生素C，甚至静脉注射维生素C而让疾病痊愈的案例。例如，威尔逊（John Wilson）医师2010年在澳大利亚营养医学学院（ACMN）很清楚地说明，足量静脉注射维生素C（例如每8个小时注射1克）可以阻断败血症的病理反应。2010年，新西兰一位农夫亚伦·史密斯因为猪流感引发肺积水，医院宣告不治，要停止生命维持器，但家属坚持静脉注射维生素C，结果亚伦奇迹地恢复健康，9周后出院。

有研究发现，维生素C也是促氧化剂，会抑制$Cu^{2+}$还原成$Cu^{1+}$，$Fe^{3+}$还原成$Fe^{2+}$，而产生自由基，反对者以此大力抨击，说补充维生素C存在危险。事实上，这个反应只会发生在实验室，不会发生在体内，因为人体内的铜和铁离子都和蛋白质结合，不会引起上述的顾虑。

欧、美、澳的医学界对维生素C的补充剂量，至今还是争论不休。基于一位临床医生的角色，我不想介入伤神而无谓的辩论，我所在乎的，是如何选用副作用低、效果明确的疗法来治疗病人，而维生素C是我用来治疗自己、家人、患者，非常有效的治疗工具，在有特殊需求时，例如过敏、感冒、发烧、发炎、伤口感染、心脑血管疾病、不孕不育、过劳等都很好用。

我的临床经验告诉我，该提高剂量的时候就提高剂量，3克、6克、10克，甚至50克在有需要时，并不算多。就像山羊会把维生素C的每日制造量从健康时的13克，提高到生病时的100克一样，这不是没有道理的，如果没有特殊目的，山羊为什么要耗费资源制造这么多维生素C呢？等治疗成功之后，再把治疗剂量慢慢降回保养剂量。

我在美国的指导教授盖比（Alan Gaby）医师是全美的营养医学权威，他所建议的维生素C平日保养剂量为0.2～3克，治疗疾病时可用到最高容忍量（吃到拉肚子再降下剂量），若是病毒或细菌感染，则可用到每日20～50克。

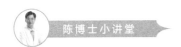

陈博士小讲堂

**大量补充高品质维生素 C，唯一副作用就是拉肚子！**

服用维生素 C 时，应该吃多少呢？为了治病，我建议不妨吃到拉肚子为止。健康人每天维生素 C 的需求量可能只要一两克，但过敏、发烧、感冒时，可能需求量会突然增加。到底要补充多少，我也不晓得，最客观的方法，就是吃到拉肚子为止。因为维生素 C 吃太多时，身体认为"够了"，就会想把它排出来，这时候就会有"喷射式的腹泻"，但这和吃坏肚子的感觉不大一样，通常不会有疼痛。有少数肠胃比较脆弱的人，可能会有点不适，但一般人应该只有腹泻而无腹痛。

到底细节怎么做呢？很简单，我以小朋友发烧或急性过敏来举例。把维生素 C 粉溶解到新鲜果汁或运动饮料里，每隔一个小时喝一次，每次可加 0.5 ～ 1 克的维生素 C 粉，若要用发泡片也可以，但要注意不要有糖分或其他食品添加物在里面。当小孩出现喷射式腹泻时，就知道吃太多了。例如，小孩可能累积吃到 10 克就喷射式腹泻，那第二天就吃 8 克，如果第二天吃 8 克也会腹泻，表示身体在好转，第三天就再降到 6 克。

依我个人的经验，我家小孩重感冒发烧，每隔一小时服用一次维生素 C 粉，大概 7 个小时感冒就痊愈。请注意，我说的是严重的流行性感冒，不是普通的伤风感冒喔！伤风感冒会更快。本来懒洋洋、软绵绵、没有胃口、全身发烧的模样，在 7 个小时之后，就活蹦乱跳，吵着肚子饿要吃东西了。我家三个小孩没有吃过西药，感冒都是用自然医学的方法治愈的。

我在美国的教授匹佐诺（Joseph Pizzorno）医师告诉我，他的儿子有一次感冒，吃到 26 克的维生素 C。在美国，有更多临床医师，每天喂服或注射 100 克的维生素 C 给急性或重症患者。我个人认为，几年前 SARS 在台湾肆虐，如果用高剂量维生素 C（或天然硫辛酸）进行静脉注射，可以预防肺部发炎失控，挽救很多无辜的宝贵性命。


## 【误区三】癌症患者在化疗、放疗时，不该补充维生素C?

近年来，美国主流西医和美国自然医学医师之间的观念越来越接近，分歧越来越少，但是，对于癌症患者该不该使用维生素C，目前双方的看法还是存有不小的鸿沟。主流西医认为，癌症患者之所以需要化疗、放疗，目的就是要将癌细胞赶尽杀绝，这时候如果补充维生素C等抗氧化物会抵消化疗药物的毒性，化疗效果会减退，所以西医都建议不要吃维生素C。

但是，如果从自然医学的观点来看，却很不一样，自然医学医师认为，在做放疗、化疗时，更应该要补充维生素C，来保护正常细胞，免受化学药物或自由基的破坏。肿瘤科医师认为维生素C会去保护癌细胞，但自然医学医师认为维生素C会保护正常细胞，这是目前还没有达成共识的地方。我是经过正统训练的自然医学医师，是美国自然医学医师学会的一员，基于我的立场，我认为应该服用维生素C来保护正常细胞，避免放化疗药物伤及元气。

### 【误区四】吃综合维生素，里面的维生素C就足够了？

综合维生素，顾名思义是"综合的"维生素，因此里面的维生素及矿物质什么都有，但也都只有一点点，所以维生素C当然只有一点点，我认为对很多人来说根本不够用。综合维生素限于体积大小，又要提供每一种维生素，因此只能提供基本剂量，如果身体有特殊需求，必须额外加强服用。

## 补充维生素C的四个须知

### 【须知一】自然界中，维生素C不会单独存在，而且一加一大于三

在自然界中，维生素C从来不会单独存在，它一定会跟天然黄酮（或其他植物生化素）在一起。从临床上我们也发现，当你模拟自然界的组合，把维生素C和天然黄酮一起服用时，它的效果会比单独服用维生素C或单独服用天然黄酮的效果大很多。这也就是我常说的一加一大于三的"协同作用"。天然黄酮属于植物生化素的一

类，最常用的就是柑橘黄酮。在特殊发炎或过敏的症状，我还会再增加槲皮素、没食子酸、原花青素或儿茶素等用量，以强化抗发炎和抗过敏的效果。

## 【须知二】补充维生素要规律、剂量要足

20多年前，那时的我对营养医学还是一知半解，但我也跟着大家吃维生素，希望身体可以好一点，不过，我当时的结论是"有吃跟没吃一样，没什么感觉"。后来我在美国读完自然医学专业，再加上临床看诊之后，发现维生素和其他营养品的确很有效果，甚至有时效果不输给药物，但前提是要吃得"对"。这个"对"，包括"品质要对""剂量要对"，而且要"对症"。如果乱吃一通，品质很差，或是三天打鱼两天晒网，这些营养素可能就吃不出效果。

很多患者有时抱怨服用营养品很麻烦，甚至常常会忘记，但我会开玩笑说，你会忘记吃饭吗？我们如果把吃营养品和吃饭一样，变得很有规律，定时定量，这样就容易看到效果。总之，服用营养品，如果要看出效果，必须做到规律地吃、剂量要够这两大原则，否则只是吃个心安而已。

## 【须知三】补充维生素C可以突然增加，但不能突然停用

维生素C这么好用，有些人在高剂量服用一阵子之后，觉得身体好了，就突然不吃了，其实这样做非常危险。为什么呢？身体在长期习惯高剂量维生素C之后，整个生理运作已经需要这个剂量来维持正常，如果骤停，就会反弹，出现好像缺乏维生素C的症状，例如牙龈出血、疲累、容易感冒等。所以，如果每天服用6克

维生素C已经维持几个星期，不要骤停，而是要降为4克服用一两个星期，再降为2克一两个星期，最后再降到1克以下。

通常我不建议完全停止，即使饮食中三餐有吃到蔬果，但对有些人的体质而言，还是不够，必须酌量补充。除非经过计算，你的饮食中每天可以摄取超过2克的维生素C，那就可以不必补充，但要达到这个标准，在现代人当中相当少见。

**【须知四】胃黏膜脆弱的人，补充维生素C要注意**

尤其患有胃溃疡和胃食道反流的人，如果吃维生素C，可能会产生胃痛，因为他们的胃黏膜脆弱，保护膜太薄，受到维生素C的酸性刺激，就会受不了。如果是这种情形，我会建议先不要吃维生素C，而服用苦茶油、甘草萃取物DGL、榆树皮粉末或现榨高丽菜（卷心菜）汁等，先把胃黏膜修复好，之后再来补充维生素C。

为了避免类似的情况发生，平时也是不要空腹吃维生素C，而是在饭后30分钟内服用。但如果因为疾病需要，胃黏膜脆弱而必须吃维生素C怎么办？这时我会建议钙镁维生素或酯化维生素C，因为它们是中性的，不会刺激胃黏膜。

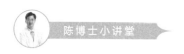
陈博士小讲堂

破解吃维生素 C 的疑惑

• 问题一：吃维生素 C 会口腔黏膜受损？ 答：并不会！

问题并不是维生素 C 不适合你，而是你吃到品质较差的维生素 C，或是吃的方法不对。口含维生素 C 片可以缓慢释放维生素 C，稳定口腔黏膜和鼻咽喉黏膜的肥大细胞，值得尝试，但有人含着忘了用舌头去搅动它，或是含着去睡觉，这样就很容易对黏膜持续刺激，而造成伤害。如果是黏膜特别脆弱的人，建议将维生素 C 粉在饭后服用，或是溶于比较大量的水中喝下，这样刺激就会降到最低。

● 问题二：胃溃疡患者不要空腹吃？答：是的！

维生素 C 很酸，空腹吃会使胃溃疡状况更糟，建议先把胃溃疡治好，再来补充维生素 C。或是把维生素 C 粉溶于水中，在饭后喝下。

● 问题三：吃大量的维生素 C，会导致肾结石？答：并不会！

这是以讹传讹的错误观念，这种说法是根据体外实验，并非人体实验。临床上已经证实吃维生素 C 不会产生肾结石，反而会溶解结石。

● 问题四：肾脏疾病的患者，也不能吃大量的维生素 C？答：是的！

罹患肾脏疾病的人，不能吃大量的维生素 C，否则可能导致肾衰竭。临床报告曾有个 60 多岁的老先生，本身有双侧输尿管堵塞加上肾功能不足的症状，当时医生通过输液为其输入 60 克维生素 C，并在两个小时内输液完毕，结果导致患者急性肾衰竭。因此，如果肾脏已经有病变的人，记住不宜大量补充维生素 C。

● 问题五：补充铁剂和大量维生素 C 有可能导致铁中毒？答：是的！

这是事实，维生素 C 会促进铁的吸收，因此我不鼓励患者随便用铁剂，除非确定诊断是缺铁性贫血（抽血可检验得知），要不然我不会让我的患者吃铁剂。可是有很多的综合维生素或其他营养品都含有铁剂，所以大家要很小心。当你不需要铁而补充铁时，一旦大量吃维生素 C，的确容易造成铁中毒。

- 问题六：维生素 C 会伤害牙齿釉质？答：不一定！

如果是用牙齿咀嚼维生素 C 咀嚼片时，牙龈的确容易受损，因此如果你的牙釉质脆弱，就不建议放在嘴巴中咀嚼，如果要咀嚼则建议饭后吃。

更安全的方法是用维生素 C 粉末，泡在水中喝下，如果饭后喝就更不会伤牙釉质了，因为牙齿上有很多饭菜屑和油脂保护着，饭后喝还有清口腔油腻的效果。

总之，如果正确使用，补充大量维生素 C 是不会有副作用的，很多所谓的副作用是错误使用引起的，都可以避免，不必过度担心。

## 植物生化素

### 五彩缤纷的天然抗发炎营养素

我在本书第 1 章中曾提过，"抗氧化"是所有生物防止细胞受伤必备的生理机制，尤其是植物，为了进行光合作用，需要足够的阳光，但在强烈的阳光下一直曝晒，却会受到紫外线的伤害，要怎么解决这个矛盾呢？

大自然很聪明，凡是进行光合作用的植物，都会产生大量抗氧化剂来保护自己。而这些抗氧化剂除了前面提到的维生素 C 之外，还有许多五颜六色的化学物质，通通属于科学家所说的"植物生化素"。

## 大自然恩赐人类的健康宝库

"植物生化素"泛指植物的根、茎、叶、果实里面所有的化学物质，不过近几年来，营养或医学专家所说的"植物生化素"，常常指的就是我在《吃错了，当然会生病》中所说的"植物营养素"。

总之，这两个名词近几年渐渐通用了，我有时会称其为"植物营养素"，但这本书里我大多称为"植物生化素"，其实指的都是同样的物质。

蔬菜、水果和其他植物五颜六色，除了看起来很漂亮、赏心悦目之外，更重要的是，这些天然色素也是非常重要的营养成分，对植物自己或动物的健康都大有帮助。例如番茄中的番茄红素、胡萝卜中的类胡萝卜素、蓝莓中的花青素、红葡萄中的白藜芦醇、洋葱中的槲皮素、绿茶中的儿茶素、橄榄油中的橄榄多酚、松树皮中的原花青素、柑橘的柑橘黄酮、黄豆中的大豆异黄酮等。

这些植物营养素，虽然不是维生素（因为不符合维生素的条件），但对健康的重要性却不输给维生素。

人类为了健康，必须从食物中摄取足量的抗氧化剂，但很可惜，现代人由于饮食偏差，食物中的抗氧化剂和植物生化素远低于人体维持健康的基本需求。例如，一碗面、一份盒饭、一个汉堡或一盒饼干，其中所含的抗氧化剂和植物生化素能够有多少呢？

现代人为了健康，必须改变饮食，或是额外补充植物生化素。

## 无尽妙用尚待发掘

植物生化素是当今科学家最感兴趣的研究主题，但是植物当中的化学物实在太多，功用太复杂，所以至今我们所知道的仍然很有限。

植物生化素大概可以粗分为酚类、萜类、硫化物、蛋白抑制剂、其他有机酸这五大类，其中酚类、萜类、硫化物这三大类又包括以下多样的营养素：

• 酚类：儿茶素、花青素、槲皮素、没食子酸、白藜芦醇、芸香苷、单宁酸、姜黄素、木脂素、鞣花酸、橙皮苷、柚皮素、大豆异黄酮。

• 萜类：胡萝卜素、番茄红素、叶黄素、玉米黄质、柠檬烯、皂苷、植物甾醇、生育酚（维生素E）。

• 硫化物：吲哚-3-甲醇、硫代葡萄糖苷、萝卜硫素、大蒜素、蒜氨酸。

在酚类化合物里面，最大的一群是天然黄酮类化合物，至少有5000种已被发现，研究报告比较丰富。大约10年前，我就开始使用尤加利树萃取的槲皮素治疗过敏与发炎，效果很好。我后来还用富含没食子酸与其他多酚的野生玫瑰花瓣萃取物治疗过敏，效果也不亚于槲皮素。

后来我还发现，其实莓类和松树皮萃取物，也有大量其他的天然黄酮，只要剂量够，对抗发炎的效果令人非常满意。

总之，天然黄酮是植物生化素里面五彩缤纷的营养素，是大自然中丰富的神奇宝藏，有待现代人多加开发利用。只要稍微利用好这些宝藏，我们就会变得更加健康。

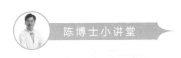

### 莓类是抗氧化的佼佼者

#### ● 糖尿病免于截肢的奇迹实例

我在巴斯帝尔大学念书时，校长匹佐诺医师在课堂上讲的一个案例对我影响深远。很多年前，他有一个糖尿病患者，其末梢循环产生病变，外科医生准备给他截肢，患者坐轮椅来找匹佐诺医师求救，想知道有什么办法可以避免截肢。匹佐诺医师的建议是"大量吃莓类"，不管是蓝莓、刺莓、黑莓、覆盆子、蔓越莓、草莓、黑醋栗、紫葡萄都可以，最好是每一种都吃。

吃这些莓类的剂量要大才有效，一天至少要两碗以上，于是匹佐诺医师就去找果汁工厂，从源头购买未加工的各类莓类浓缩原汁，给患者服用。说来奇怪，大量食用这些莓类浓缩汁的效果非常神奇，三个月后，泛黑的双脚恢复正常，医生说不必截肢了。

这些莓类含有大量的维生素 C、花青素、原花青素、鞣花酸等，就是这些强而有力的天然抗氧化剂和植物生化素，控制了血糖，中和了自由基，强化了结缔组织，促进了末梢循环，使得坏死的末梢血管肌肉组织一天一天慢慢起死回生。

#### ● 新鲜百分百的浓缩原汁才有效

为什么要去工厂买大桶的莓类原汁呢？因为做成市面上贩卖的莓类果汁，不但加水稀释，而且加了大量的糖分，而糖分虽然让果汁变得好喝，但大大抵消了抗氧化剂和植物生化素的功效，所以要达到最大效果，必须使用不加糖、不加任何其他成分的浓缩原汁，买回去之后，放在冰箱里冷藏，每次倒出一些食用。这些浓缩原汁不加糖其实并不好喝，很涩、很酸，但就是要用这样的原始形式效果才好。

后来，我也用了莓类治疗许多患者，取得良好成效。不只用来治疗发炎或过敏，对静脉曲张也都有很棒的效果。很多中年女性大腿和小腿后面有静脉曲张的问题，严重时甚至会疼痛，无法久站。但是每天吃两碗新鲜莓类，几个月之后，就会大幅改善，甚至疼痛消失，本来站5分钟就会痛，现在可以爬山或逛街一整天。

新鲜莓类在美国比较容易取得，可以到超市购买冷冻的莓类，或是每年盛产的季节摘下来冷冻储存。以前我住西雅图，后院有一条绵延数公里的小路，两旁长满了野生的黑莓。每年8—9月，我会和内人、孩子，拿着菜篮去摘免费的有机黑莓，然后回家冰在冷冻库里，吃一整年。

● 可用桑椹代替，但寒性体质者要小心

购买新鲜的桑椹，回家冷冻，等到要吃时，取出一两碗冰冻的桑椹或莓类，放在果汁机里打一打，每天这样喝，身体就会奇妙地变好。不过有一点要特别注意，大量摄取这些莓类，尤其是桑椹，会让身体变寒，所以对于寒性体质的人，最好加一些肉桂粉或干姜粉，以免吃出问题。至于要加多少，就很难一概而论，必须看个人体质而定。

后来我参加食品展，常常会注意有没有什么厂商，有制造这类浓缩莓类原汁的产品，我好建议我的患者和读者购买。很可惜，由于浓缩原汁容易衰败，厂商不是添加了防腐剂，就是加了很多糖（糖分高可以防腐），这两种形式都不是很健康。

● "水萃"的干燥萃取粉品质好

最后，我只好考虑第四种保鲜的方法：干燥萃取粉。用水可以把这些莓类或其他植物里面的有效成分萃取出来，这个方法叫作"水萃"。我把高品质维生素 C 和欧美优质厂商制造的萃取粉，加水调和之后，不但喝起来就像原汁，而且效果更好，更重要的是非常方便，符合现代人的需求。

我在 2010 年和 2011 年，花了很多时间和体力来翻新和整理在美国的住所，不擅长运动的我，突然大量劳动加上睡眠缺乏，难免会有关节疼痛或韧带拉伤的问题，结果发现使用松树皮和莓类的萃取粉，有很快速的修复效果，每天大量服用的话，效果并不比天然硫辛酸差。硫辛酸是抗氧化的秘密武器，我会在后面仔细介绍。

总之，很多强效的植物生化素，常常就在你我周围，我们不但要珍惜，更要懂得如何正确使用，使身体保持在最佳状态，以免浪费了上天的恩赐。

**天然黄酮**

## 和维生素C一起吃效果更好

天然黄酮类化合物的研究历史，可以追溯到80年前。当时天然黄酮曾经一度被称为维生素P，是维生素C之父艾伯特·圣乔治在无意中找到的。

故事是这样子的，话说圣乔治在1928年第一次从柑橘中分离出维生素C之后，发现维生素C相当重要，所以他用完全人工合成的维生素C治疗坏血病，但效果不如天然食物来得好，例如用柠檬汁的效果比人工合成的维生素C好。他想会不会是柠檬中除了维生素C外，还有其他未知成分与维生素C搭配形成协同作用，所以单独使用维生素C效果并不好？那另外一个成分是什么呢？于是7年之后，在1935年，他从柠檬中分离出柠檬素这一种天然黄酮。发现这种天然黄酮之后，圣乔治很高兴，以为又找到了另一种人体不可或缺的维生素，他把这种天然黄酮取名为"维生素P"。

在自然界当中，天然黄酮永远会和维生素C同时存在，你找不到哪一种植物里面只含维生素C，但不含天然黄酮。所以，我们在服用维生素C时，如果模拟自然的组合，同时服用天然黄酮，则有加倍的效果，这就是我常说的一加一大于三。

## 命名维生素P，贴切且意义重大

或许有人会有疑问，维生素P（天然黄酮）既然这么好，为什么后来要取消维生素P这样的称呼呢？1938年，圣乔治在报告中指出，他无法证实缺乏天然黄酮时人会生病，所以也就不符合维生素的第一个条件。要符合维生素的条件，第一是维持生命所必需，第二是人体不能自行制造。后来在1947年，科学家蒙罗（Munro）也证实缺乏维生素P并不会导致疾病，所以在1950年，美国食品药物管理局（FDA）就取消了维生素P这个称呼。

自然医学认为维生素P的命名是成立且合理的。诚如前面所说的，维生素P是一个非常庞大的群体（已知黄酮类化合物多达5000多种），和维生素A、C、D、E等由一个分子所组成的单纯结构不一样。单纯的分子结构很容易做实验，可以清楚地知道缺乏时身体会出现哪些疾病；但维生素P种类太多，如果只拿走其中一种天然黄酮做实验，可能不会产生疾病，如果拿掉所有的天然黄酮，对人体才会造成影响。几种常见的天然黄酮如表3-2所示。

所以，难怪圣乔治认为维生素P非常重要，但又无法证实它是人体不可或缺的。总之，维生素P和维生素C都是维持人体健康非常重要的营养素，大量存在于蔬菜、水果当中，必须摄取足够，否则就容易罹患慢性疾病。

表3-2　几种临床常用的天然黄酮

| 天然黄酮 | 功效 |
| --- | --- |
| 槲皮素 | 槲皮素是一种效用广泛的天然黄酮，抗过敏、抗发炎的效果很不错。 |
| 儿茶素 | 喝茶之所以对人体好，就是茶中的儿茶素。儿茶素可以抗发炎、抗肿瘤、预防冠心病。如果补充含有儿茶素的营养品，必须检验其中的农药残留，因为茶叶喷洒农药很普遍。 |
| 花青素 | 花青素存在深蓝、深紫色的蔬果中，例如蓝莓、紫葡萄就富含花青素。 |
| 原花青素 | 原花青素在台湾是名气很大的抗氧化剂营养品，讲原花青素可能知道的人不多，但讲OPC很多人就听过，其实OPC就是原花青素。松树皮、葡萄皮、葡萄籽都有很多原花青素，对抗氧化、消炎、抗过敏的效果相当不错。 |
| 大豆异黄酮 | 黄豆里面含有丰富的大豆异黄酮，也属于一种天然黄酮，是一种双向调节的植物雌激素，可以预防骨质疏松和更年期综合征。 |

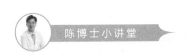 陈博士小讲堂

维生素 P 命名由来

为什么天然黄酮叫作维生素 P 而不是其他英文字母呢？事实上，这是有原因的。

● 原因一：发现时不确定是否符合维生素的条件。

发现黄酮类化合物时，圣乔治无法确定它们是否符合维生素的条件，如果用字母顺序表中比较靠后的 P，哪天证实不是维生

素，也不会多占维生素的字母排序。

● 原因二：天然黄酮可以降低微血管的渗透性。

圣乔治因为维生素 C 荣获诺贝尔奖，在颁奖演说中，他提到了为什么把天然黄酮命名为"维生素 P"。他认为 P 代表"Permeability"（渗透性），而天然黄酮能够降低微血管的渗透性。

一般人或许不了解降低微血管渗透性的重要性，当身体过敏、发炎时，微血管的渗透性会提高，导致白细胞可以从血管渗透到组织里，甚至许多毒素也可能因为微血管的渗透性提高而释放出来，会让身体发炎或过敏的情况变得更严重。如果可以降低血管的渗透性，就可以缓解发炎症状。

● 原因三：天然黄酮与紫斑、瘀斑这些疾病都紧密相关，都是 P 开头的。

圣乔治等科学家一直都在研究维生素 C 与紫斑症（Purpura，微血管脆弱、皮下容易出血的一种疾病），以及瘀斑（Petechiae）的关系。科学家也进一步发现天然黄酮与紫斑、瘀斑等疾病的关系密切，可以用来治疗微血管脆弱的问题。刚好紫斑症与瘀斑的英文都是 P 开头的，所以叫作维生素 P 也算名副其实。

维生素 P 如果单指天然黄酮会过于狭义，我认为应该扩大到泛指多酚类（Polyphenol）的营养素，而多酚的英文字母开头是 P，所以称多酚为维生素 P 也不错。

二十碳酸

亦敌亦友的必需脂肪酸

讲到这里，我想大家都很清楚，如果想要有健康的身体、避免生病，最好的方式就是不要让身体的发炎失控，要怎样才能达到这个目标呢？

除了先前提过的水溶性抗氧化物和植物生化素，还有一个很重要的营养素，那就是脂溶性的二十碳酸。

想要避免身体发炎失控，谈到油这方面，首先要做到的，是"多吃好油，少吃坏油"，尤其要避开生活中的氢化油和氧化油这些坏油，但是这个议题我已经在以前的书中谈得很详细了，我在本书中就不多说。

在这里，我们要介绍的是另外一种油，叫作"二十碳酸"。

## 不管是好或坏，都是人体所必需

"二十碳酸"顾名思义，是一些含有二十个碳的必需脂肪酸。二十碳酸有好几种，有些可以帮助身体对抗发炎，就好像是我们的朋友一样，我们可以昵称它为"好的二十碳酸"；有些则会促进发炎，好像敌人一样，我们可以昵称它为"坏的二十碳酸"。

不过读者也不必把好与坏看得太绝对，用这种昵称，目的只是让我们容易理解而已。其实，促发炎的"坏的二十碳酸"也是有存在的必要，有了它们，身体该发炎的时候才会发炎。因为我在本书第1章已经说得很清楚，"发炎，并不是坏事"，在某些场合，我们还是需要借发炎来清除外来物与修复细胞。所以，"好"与"坏"的二十碳酸都是"必需脂肪酸"。必需脂肪酸的意思是，这些脂肪酸人体不会自行制造，为了健康，人们必须从食物中摄取。

对于常见的二十碳酸，我们可以根据它们的分子结构，分为
Ω-3、Ω-6、Ω-9这几种（见表3-3）。

表3-3　常见种子食物的含油量与脂肪酸比例一览表

| 食物种类 | 含油量 | Ω-3不饱和脂肪酸 | Ω-6不饱和脂肪酸 | Ω-9不饱和脂肪酸 | 18碳饱和脂肪酸 | 16碳饱和脂肪酸 |
|---|---|---|---|---|---|---|
| 亚麻籽 | 35% | 58% | 14% | 19% | 4% | 5% |
| 南瓜籽 | 47% | 0~15% | 42%~47% | 34% | 0 | 9% |
| 大豆 | 18% | 7% | 50% | 26% | 6% | 9% |
| 核桃 | 60% | 5% | 51% | 28% | 5% | 11% |
| 小麦胚芽 | 11% | 5% | 50% | 25% | 18% | 0 |
| 月见草籽 | 17% | 0 | 81% | 11% | 2% | 6% |
| 红花籽 | 60% | 0 | 75% | 13% | 12% | 0 |
| 葵花籽 | 47% | 0 | 65% | 23% | 12% | 0 |
| 葡萄籽 | 20% | 0 | 71% | 17% | 12% | 0 |
| 玉米 | 4% | 0 | 59% | 24% | 17% | 0 |
| 花生 | 48% | 0 | 29% | 47% | 18% | 0 |
| 杏仁 | 5% | 0 | 17% | 78% | 0 | 0 |
| 橄榄 | 20% | 0 | 8% | 76% | 16% | 0 |
| 鳄梨 | 12% | 0 | 10% | 70% | 20% | 0 |
| 椰子 | 35% | 0 | 3% | 6% | 0 | 91% |
| 棕榈籽 | 35% | 0 | 2% | 13% | 0 | 85% |
| 腰果 | 42% | 0 | 6% | 70% | 18% | 0 |
| 苦茶籽 | 52% | 1% | 8% | 80% | 2% | 9% |

Ω-3最常见的来源就是大家最耳熟能详的亚麻籽油、鱼油、海豹油。Ω-6就很普遍，存在于大部分蔬果、种子、动物性脂肪、月见草油里面。Ω-9则存在于苦茶油、橄榄油、杏仁、鳄梨（也称作酪梨或牛油果）、腰果等食物里面。

## Ω-3、Ω-6的体内转换机制

Ω-3、Ω-6、Ω-9有的是十八碳酸，有的是二十碳酸，有的是二十二碳酸。每一种脂肪酸进入身体以后，会进行一连串的代谢。例如Ω-3当中的ALA是十八碳酸，在亚麻籽油中含量很丰富，进入人体后，通过酶的作用，会转变成二十碳酸的EPA，再转变成二十二碳酸的DHA，最后变成第三系列前列腺素（$PGE_3$）（见图3-1）。

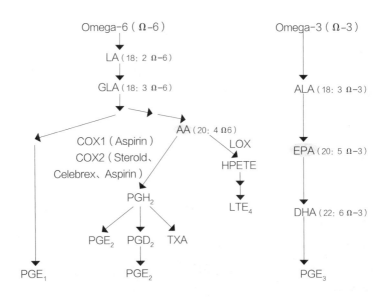

图3-1　Ω-3、Ω-6在人体内转换示意图

由于它们会互相转换，这里所说的二十碳酸是广义的概念，包含18个碳、20个碳及22个碳的脂肪酸。如果狭义来看，应该只有EPA和AA两个。

EPA和DHA存在于鱼油、海豹油、母乳当中，是人体最容易使用的Ω-3，吃入体内之后，很容易就转换成第三系列前列腺素，协助身体抗发炎、消水肿、降血压，这就是多吃鱼油或海豹油可以抗发炎、抗过敏、预防心脑血管疾病的重要机制。

亚麻籽油也是很好的Ω-3来源，里面含有ALA，如果进入体内能够顺利转换，也会变成第三系列前列腺素，帮助身体抗发炎。对素食者来说，它是最佳的抗发炎脂肪酸摄取来源。但是，有些人体内会缺乏转换ALA的酶，导致吃了亚麻籽油之后，抗发炎效果并不明显。这也就是临床统计上，鱼油和海豹油的疗效比亚麻籽油来得好的原因。

为了经济效益，也为了环保，我鼓励尽量食用亚麻籽油，但如果效果不显著，为了健康才改用鱼油或海豹油。注意，这里的ALA和硫辛酸的缩写一样，但两者是完全不同的物质。

至于花生四烯酸（AA）这种二十碳酸，广泛存于所有陆生动物的脂肪里面，它在人体内会转变成第二系列前列腺素（$PGE_2$），这是会促进发炎的激素，所以对于身体容易发炎失控的人来说，应该少吃花生四烯酸，也就是要少吃鸡肉、鸭肉、牛肉、猪肉，而要多多补充亚麻籽油、鱼油或海豹油。

有人可能会问，我为什么不直接说多吃鱼肉呢？

除了鱼肉要注意污染的问题以外，我们还必须要知道，其实鱼肉里面还是含有少量的花生四烯酸。对于治疗期的患者，还是应该服用萃取出来的Ω-3补品，等到症状消除，进入保养期之后，才只靠鱼肉补充。而且，应该以野生鱼类为主，因为野生动物吃的是野外植物，体内的Ω-3含量较高，养殖的动物因为饲料的关系，其体内Ω-3较少。

大多数的蔬菜、水果和种子含有LA和GLA这些Ω-6脂肪酸，在体内有可能转变成花生四烯酸，也有可能转变成第一系列前列腺素（PGE$_1$）。如果变成第一系列前列腺素还好，因为它和第三系列前列腺素一样都属于抗发炎的激素，但如果走AA那一条路，就会变成第二系列前列腺素，那就是促发炎了！所以，吃太多Ω-6是有风险的，有可能让发炎失控。

 陈博士小讲堂

### Ω-3、Ω-6、Ω-9命名由来

它们为什么叫作Ω-3、Ω-6、Ω-9呢？这是根据它们的化学结构来命名。这些必需脂肪酸都是由一长串的碳水化合物所组成，有的是18个碳，有的是20个碳，也有22个碳组成的。所谓的Ω-3，就是指这一长串的分子结构，从左边数第三个碳如果是双键，那就是Ω-3。如果是从左边数第六个碳是双键，那就是Ω-6。以此类推，由左边数来第九个碳是双键，就是Ω-9。详情如表3-4所示。

表3-4　Ω-3、Ω-6、Ω-9化学式一览表

| Ω-3化学式 |
|---|

```
      H H ↓ ↓ H H H H H H H H H H H H H O
      | | ↓ ↓ | | | | | | | | | | | | | ‖
  H-C-C-C≡C-C-C-C-C-C-C-C-C-C-C-C-C-C-C-O-H
      | |     | | | | | | | | | | | | | |
      H H     H H H H H H H H H H H H H H
```

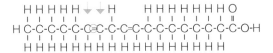

## Ω-6与Ω-3的比例失衡，也是发炎失控主因

现代人之所以会有这么多发炎的疾病，除了反式脂肪和油炸物吃太多、新鲜有机蔬果吃太少之外，其实饮食中Ω-6与Ω-3的比例失常也是一个很常见的原因。以美国人来说，目前大多数人的比例是Ω-6∶Ω-3=16∶1，换句话说，Ω-6实在吃太多了，因此身体倾向发炎反应。90年前的美国人是很健康的，他们体内的比例是Ω-6∶Ω-3=2∶1，那时候的美国人身体不容易发炎。现代美国人动不动就发炎，就是因为吃太多Ω-6的关系。据调查比较完美的比例是Ω-6∶Ω-3=1∶1，如果保持在这个比例，头脑会很聪明、记忆力很好、发炎很有效率，身体处于一个很健康平衡的状态。现代人要做到这个比例很难，美国营养专家多半建议要保持在Ω-6∶Ω-3=4∶1，而少数比较严谨的专家认为应该在Ω-6∶Ω-3=3∶1以下会更好。

从表3-3中可以看出来，日常食用油的Ω-6∶Ω-3比例实在很不理想，甚至很多油含有大量Ω-6，却几乎不含Ω-3，例如玉米油、葵花油、大豆油、葡萄籽油、月见草油，难怪现代人的比例失控。这也是我鼓励多吃苦茶油、橄榄油或椰子油的原因之一，因为这三种油不太可能会增加Ω-6的负担。

那么，到底要补充多少Ω-3呢？怎么知道平时蔬菜和坚果里面的Ω-6是不是吃太多呢？怎么知道所吃的亚麻籽油会不会转换成身体所需要的第三系列前列腺素呢？有两个方法：第一个，就是我在前文提到的AA/EPA抽血检测法，这是客观的科学方法，请参考。第二个方法，就是评估自己的症状或病程是否出现好转。虽然第二个方法比较主观，但对于细心敏锐的人，就可能会感觉到过敏症状减缓、疼痛减退、手脚变温暖或体能增进等。

## 还在用西药消炎吗？花钱又伤身

类固醇是早期常用的消炎药，类固醇有一个很传神的外号，叫作"美国仙丹"。不管是哪里发炎、过敏、肿胀、疼痛，或不知名的疾病，只要服用或使用类固醇，通常很快就会看到疗效。身体发炎时，表示体内的免疫反应过于亢进，吃类固醇药物或擦类固醇软膏就能达到压抑发炎或过敏的效果。但问题是，类固醇会有很多副作用，例如血压升高、容易感染（因免疫系统被压抑了）、感冒频繁，甚至造成外形改变，例如变成月亮脸、水牛肩、青蛙肚等库欣氏症的症状，其他比较轻的副作用则包括：易饿、易水肿（因盐与水分容易滞留所导致）、情绪摇摆不定、胃肠道易出问题、青春痘、月经不规则等。除此之外，从自然医学的角度来看，经过类固醇压抑的疾病，通常会再发或反复发作，病况可能会越变越差。由此可见，不管是西医还是自然医学医师，都不鼓励使用类固醇药物。我个人认为，类固醇可以用来紧急救命，但平时不要乱用。

由于类固醇的副作用比较多，最近几十年来，西医师和西药师更倾向于使用非类固醇药物（NSAID）这类的消炎药，例如阿司匹林、西乐葆。这类非类固醇药物之所以能达到抗发炎的原因，就是因为抑制了"花生四烯酸"这个"坏的二十碳酸"在体内转变成"第二系列前列腺素"的过程。换句话说，就是让坏的二十碳酸不要作怪。

非类固醇药物刚开始研发出来时，美国的西药厂总是信心满满，认为这类药物的副作用很少，因而大力推广，但使用十多年后就发现，其实副作用非常多，常常导致最后不得不回收。现在医学界已经证实，不论是类固醇或非类固醇药物都有副作用，例如胃肠道不适、消化不良、胃溃疡出血、肾功能不全、肝功能异常、头晕头痛、嗜睡、过敏、气喘、荨麻疹等；尤其有些非类固醇消炎药对人体伤害很大，长期服用容易导致高血压、心脏病、脑卒中等心脑血管疾病。

 陈博士小讲堂

### 西医消炎药如何消炎？

西药商研发出来的非类固醇药物，就是利用花生四烯酸转成第二系列前列腺素的特性，找出两条途径来对抗发炎。第一条是抑制花生四烯酸通过环氧合酶（COX）转成第二系列的前列腺素，这类非类固醇药物简称为还氧合酶抑制剂。另外一条途径，就是抑制花生四烯酸通过脂氧化酶（LOX）转化成白三烯（LTE4），白三烯也是造成人体过敏的一种强力炎症介质。总之，非类固醇药物是通过压抑花生四烯酸的转变，以压抑身体发炎，达到消炎的目的。

环氧合酶有环氧合酶1（COX-1）和环氧合酶2（COX-2），它们掌管身体胃肠道黏膜的完整性，如果服用阿司匹林这类的COX-1抑制剂，虽然身体会消炎，但同时也破坏了肠道的完整性，容易造成胃溃疡、胃出血、胃穿孔等胃肠道破损，这是服用阿司匹林最被诟病的缺点。后来西药商又发现使用COX-2抑制剂的药物可能比较好，因为COX-2掌管身体发炎，在发炎部位常会有大量COX-2存在，因此研发了COX-2抑制剂，但还是发现有其他副作用，例如出现失眠、肚子痛、腹胀、胀气、头痛、恶心、腹泻、出血、肾衰竭、血栓增加，甚至有肠道出血的问题。

非类固醇药物（NSAID）中的COX-2抑制剂，本来有好几种，但都因为副作用太大，例如增加心脏病和脑卒中的风险而面临被回收的命运，例如2004年回收万络、2005年回收伐地考昔，目前只剩下西乐葆，这是全美唯一仅存的COX-2抑制剂消炎药。

## 为什么不用天然的消炎药？

不管是环氧合酶1，还是环氧合酶2抑制剂，这类的人工消炎药都有它的副作用，而且可能都不便宜。例如，全美唯一仅存的环氧合酶2抑制剂西乐葆售价是60颗150美元（每颗200毫克），和营养补充品比起来，售价贵很多，而且会有副作用。那么，我们为什么不使用天然的消炎药呢？

Ω-3是最好的脂溶性天然消炎药，不但售价便宜许多，最重要的是没有副作用。它的作用机制也是通过二十碳酸的途径，但它不是抑制花生四烯酸，而是去补充好的二十碳酸，产生抗发炎的前列腺素，和坏的前列腺素形成一个消长，好像跷跷板的原理。

补充亚麻籽油、鱼油、海豹油这类Ω-3的原理是"顺其自然"的消炎法，是人类在大自然的原始生活中，本来应该做到的，是不会有副作用的。现代人容易发炎是因为饮食偏差，Ω-3摄取量太少，Ω-6和花生四烯酸摄取量太多导致。

最后有一点要注意，人体内EPA转成DHA再转成第三系列前列腺素，需要矿物质锌、镁与维生素C、$B_3$、$B_6$的参与，这些协助酶作用的重要物质，称为辅酶。不管你吃的是亚麻籽油，还是鱼油，体内应该有足够的辅酶，才能顺利把二十碳酸顺利转换成抗发炎的前列腺素，这一点要注意，才不会前功尽弃。说不定吃亚麻籽油没有效的人，补充辅酶之后，可以慢慢产生效果。

天然硫辛酸

### 抗发炎的秘密武器

有人抽烟、喝酒、很少吃蔬菜水果，却也活得很健康；反而有人每天吃有机蔬菜，烟酒不沾，却还是体弱多病。这种不公平的待遇，你听说过吗？没错，每一个人的体质不同，有的人天生就是容易感冒、容易有静脉曲张、容易发炎，但是有的人天生就是不容易生病。在营养学上和生理学上，我们要如何解释这体质不同的现象呢？

身体里面的抗氧化剂，彼此会互相影响。讲得更精确一点，体内五种抗氧化剂，也就是维生素C、维生素E、硫辛酸、谷胱甘肽、辅酶Q10，彼此之间会有一种动态的交互作用，称为"抗氧化物网络"。

如果我们把自由基比喻成篮球，那么这五个抗氧化剂会像打篮球一样，把自由基传来传去。

当维生素C去还原受损的组织，而自己被氧化之后，它就失去抗氧化剂的效用。但是，通过这个网络，硫辛酸可以去还原维生素C，把具破坏性的自由基拿过来，因此使维生素C死里复生，维生素C就可以重新恢复它的抗氧化工作。至于硫辛酸呢，没关系，人体有特殊的机制，可以自行还原它。

## 硫辛酸是其他抗氧化剂的伟大靠山

这可是一个天大的好消息，原来维生素C背后有一个"伟大的靠山"——硫辛酸。

当维生素C阵亡了，硫辛酸可以赐予它新生命。如此一来，不能制造维生素C的动物（例如人类），如果体内的硫辛酸足够，就不必摄取大量的维生素C。也就是说，有些人吃的蔬菜水果很少，甚至煮熟之后，维生素C被破坏很多，但他的身体靠仅有的一些维生素C，借由"大靠山"硫辛酸的帮忙，就可以不断还原维生素C，而维持健康。

这个机制，终于解开我心里多年的疑问：为什么有人可以吃少量的蔬果，却还是很健康？不过我自己就是要吃很多维生素C，才能避免发炎和过敏。因为，有些人很会制造硫辛酸，而有些人却因为遗传或毒素干扰，不能有效制造硫辛酸。

硫辛酸在食物中很少见，体内的制造也非常微量，大约3千克的菠菜，才含有一毫克的硫辛酸，大约10吨的牛肝，才能萃取出30毫克的硫辛酸。那我们可不可以用营养品的方式补充呢？答案是可以的。但问题是，人工合成的硫辛酸，会有R和S两种类型，而天然的硫辛酸是R型的。如果我们服用人工合成的硫辛酸，就会同时吃下R和S两种类型，S型的硫辛酸是地球上不存在的物质，不但身体无法辨识它，甚至会干扰R型硫辛酸的生理作用。

## 终于制造出天然的R型硫辛酸了

多年以来，科学家和营养品厂商一直在寻找分离R与S型硫辛酸的方法。几年前，我在台湾听说有些营养品公司愿意重金悬赏能找到天然硫辛酸的人，但一直都找不到。

很庆幸地，大约在2006年前后，美国的某科技公司终于可以用特殊的技术分离R和S，并且正式量产。

2011年的夏天，我在加州亲自试用等同天然的R型硫辛酸之后，非常肯定它的效果。我认为它是抗氧化剂的秘密武器，很多人还不晓得它的强大功效，更多人不晓得现在的技术已经可以量产天然的R型硫辛酸。

硫辛酸兼具水溶性和脂溶性，它既可以还原维生素C，亦可以还原维生素E，还原能力大约是维生素C和维生素E加起来的400倍，号称"万能抗氧化剂"。硫辛酸不但是抗氧化网络的中心，更是所有抗氧化剂的靠山，是目前发现最强的抗氧化剂。

## 【功效一】预防和治疗脑卒中

脑卒中是由于脑细胞缺氧而造成伤害，柏克莱大学的派克实验室证明，如果注射硫辛酸，可以使脑卒中的死亡率从80%降到25%。开发脑卒中的药物最困难的地方，是绝大部分药物无法穿越血脑屏障，但是硫辛酸可以，而且可以还原脑细胞中的谷胱甘肽，去完成抗氧化和抗发炎的神圣任务。

## 【功效二】提升体能抗老化

加州大学伯克利分校的埃姆斯（Bruce Ames）教授发现硫辛酸和乙酰肉碱一起服用，可以使线粒体能量制造提升，而使年迈动物恢复年轻活力。

## 【功效三】治疗肝脏坏死

毒鹅膏蕈是一种毒性很强的菇类，俗称死亡帽（Death Cap），外观长得像可口的蘑菇，只要吃下半个蕈盖，就会破坏肝脏致死，我在《怎么吃，也毒不了我》中提到如何用奶蓟籽救回误食者的故事。但是，美国的伯克森（Burton Berkson）医师却是用硫辛酸注射，救回了很多宣告不治的毒菇误食者，并且让它们的肝脏完全恢复机能。伯克森医师也用口服硫辛酸，治愈了各种不同肝病患者。

美国国家卫生研究院（National Institute of Health）的巴特（Fred Barter）医师和新墨西哥联合医学中心总裁伯克森医师是全美使用硫辛酸治病最有经验的先驱，他们发表了一项成果：79名肝脏完全损伤的患者中，使用硫辛酸后，有75名迅速康复。

### 【功效四】改善糖尿病的末梢神经血管病变

德国海涅大学经研究发现，328名患有糖尿病神经病变的患者，每天服用600毫克和1200毫克的硫辛酸，连续三周，疼痛大幅减轻，麻木感改善，并且有神经再生的现象，但服用100毫克则无效。

糖尿病患者的血糖失控，会导致末梢组织的自由基增加，并且加速葡萄糖和蛋白质的结合，产生不可逆的"进阶糖化终端产物"，而每天服用硫辛酸600毫克则可防止发生退化性病变。

这种蛋白质糖化的现象，如果发生在血管末梢，有可能导致失明、截肢、血液透析；如果发生在眼睛，可能产生白内障或夜盲；如果发生在冠状动脉管壁的胶原蛋白，有可能会使心脏病发作；如果发生在关节的软骨或韧带的胶原蛋白，会导致关节炎。

总之，硫辛酸兼具水溶性和脂溶性，既能跨越细胞膜进出细胞，又能穿越血脑屏障，在体内通行无阻，是万能的超级抗氧化剂。

## 补充硫辛酸的三个须知

### 【须知一】硫辛酸对诸多症状与疾病具有广泛疗效

硫辛酸可以帮助还原其他的抗氧化剂（维生素C、维生素E、谷胱甘肽、辅酶Q10），达到保护心脏、预防脑卒中、治疗脑卒中后遗症、预防阿尔茨海默病、稳定血糖、提高能量、消除疲劳、增强记忆力、促进末梢循环、预防肌肤老化、减少皱纹、预防白内障、抑制肿瘤基因、螯合重金属以排出体外等功能。

使用硫辛酸可获得改善的疾病如下：糖尿病、急慢性肝病、肝硬化、肝昏迷、脂肪肝、心脏病、脑卒中、动脉硬化、艾滋病、牛皮癣、湿疹、多发性硬化、类风湿性关节炎、红斑狼疮、硬皮症、白内障、视网膜病变、烧烫伤、帕金森病、阿尔茨海默病等。

## 【须知二】口服谷胱甘肽远不如硫辛酸有效

谷胱甘肽是细胞内非常普遍，也非常重要的抗氧化剂，例如癌症、艾滋病、自体免疫性疾病患者体内谷胱甘肽的浓度都大大不足，但是口服谷胱甘肽却没有效，因为还没到达细胞之前，已经被消化酶分解了。

可喜的是，硫辛酸可以还原谷胱甘肽，所以口服或注射硫辛酸，都可以间接提高体内的谷胱甘肽浓度，达到治病效果。

## 【须知三】服用硫辛酸的常用剂量

一般保养每天服用100～200毫克，治疗发炎疾病则可提高到400毫克，如果是治疗糖尿病的末梢血管病变，则建议600毫克。早餐与午餐后一小时服用较佳，不建议睡前服用，因为硫辛酸会提高能量，如果睡前服用，有可能会多梦浅眠。建议使用天然的R型硫辛酸，目前尚无发现任何副作用。

酶

酶的服用方法是关键

之前提到，市面上常用的酶营养品包含蛋白酶、脂肪酶、淀粉酶、纤维酶这四种。很多人不知道，同样的酶，依照服用的时间不同，会有两种截然不同的功效。

如果想要帮助消化道分解食物，改善消化不良的问题，那就要在用餐时和餐后半小时内，服用含蛋白酶、脂肪酶、淀粉酶这三种酶的综合酶，它可以弥补体内胰、肝、胃、肠所分泌消化酶的不足，帮忙分解食物里面的蛋白质、脂肪、淀粉。

如果想要抗发炎，那么就要在餐与餐之间的空档，补充蛋白酶和脂肪酶。空腹服用酶，胃肠里没有食物的干扰，吃下去的酶很快就被吸收到血液循环当中，去分解血管里面的炎症介质（通常是蛋白质分子）、代谢废物、不良脂肪酸。

在美国的自然医学诊所里，空腹服用酶是常用的抗发炎疗法，可以协助抗氧化剂、Ω-3二十碳酸和抗发炎草药，以达到抗发炎的加倍效果。

## 喝抗氧化的好水，帮助抗发炎

水污染问题在某些地区相当严重，除了要把水中的各种污染、重金属、农药、氯气滤掉，变成"洁净水"之外，如果可以运用现代科技，将水的活性氢含量提高，让电位差降下来，那么它就更具有治病的效果，达到更高境界的"抗氧化水"，如此一来，不但会让大家变得更健康，而且也可以节省很多不必要的医药开销。

既然靠喝水就可帮身体对抗疾病，那为什么不喝呢？

想必读者已经很清楚，慢性疾病的起因大多是发炎在作怪，所以避免发炎失控是治疗各种慢性疾病的基础工作。我也将列举各种抗发炎的营养素，例如抗氧化剂、Ω-3二十碳酸、植物生化素、天然硫辛酸、蛋白酶等。

多年来，我一直在想，有没有可能找到一种水，让它具有抗氧化的功能，帮助身体抗发炎，那不是很理想吗？

这本来只是我的梦想，没想到，因为新科技，这个梦想最近几年终于实现了！

## 抗氧化好水，可中和自由基

世界上有些地方有所谓的奇迹水，例如法国的卢尔德、墨西哥的拉可铁、德国的诺尔登瑙，每年都吸引无数的游客去喝水，也有很多疾病治愈的案例。这些所谓的疗效到底是不是心理作用呢？

研究人员发现，这些奇迹水和普通水最大的差别就是活性氢的浓度特别高。

什么是活性氢呢？到底是氢原子（H）、氢分子（$H_2$），还是氢阴离子（H−），目前欧、美、日、台各国学者和商家众说纷纭，我也暂时不下定论，但是，最近几年有关氢疗法的论文像雨后春笋般冒出，主流科学界已证实呼吸2%浓度的氢气、注射含氢气的生理食盐水、饮用含氢气的水，对于脑卒中、内脏损伤、小肠炎症、神经损伤、新生儿脑缺氧损伤等，有明显的抗氧化、抗发炎疗效。

以前的科学家认为氢分子在生理学上是惰性气体，但最近的研究证实它在人体里是良好且温和的抗氧化剂。早在1988年，一些科学家就发现氢分子在水中可以结合活性氧（自由基）而形成水，但未引起注意。还有学者曾证实氢分子有明显的抗氧化效果。

为什么优质的山泉水和矿泉水口感绵润，甚至喝了会有养生效果？最重要的原因就在于洁净的流水经过某些优良的矿石，会产生氢分子，例如：金属镁＋水→离子镁＋氢分子＋氢氧根离子。

这个原理也可以运用于制作滤水器，首先必须将自来水或井水用活性炭滤芯、陶瓷滤芯、离子交换树脂等先过滤成"洁净水"，然后再通过矿石熔炼技术制成镁合金棒，将"洁净水"变成富含氢分子的"抗氧化水"。

## 富含活性氢的低电位差好水

一般人怎么知道水里富含活性氢（氢分子）呢？很简单，可以到仪器行去买一个"氧化还原电位"（ORP）检测仪来测水，得出的数字越高（也就是电位差越高），表示已经被氧化；数字越低，表示抗氧化的能力越强。

自来水的ORP值在200～650之间，表示很不利健康。汽水大概在400～500。未污染的山泉水大概在100左右。小肠管壁内的水分大概在150～180之间。未加水的现榨蔬果汁大概是-50～0。而有些抗氧化的滤水机，可以把自来水的ORP值降到-400～100之间。

活性氢的概念，在学校的化学课堂上并不存在，医学院也没教，是非常新潮的科学，如果只看那些论文和实验，我还是无法百分百相信。直到去年我看到台大医院医学研究部郑教授的研究，我才完全肯定抗氧化水的神奇功效。

根据郑教授的老鼠实验，这些低电位差、富含活性氢的抗氧化水可以修复胃溃疡、十二指肠溃疡、减缓皮肤发炎、降低炎症介质、减少动脉硬化、降血脂、防血栓、降低高尿酸引起的高血压等。

后来我又看到一些抗氧化水的实验，证实可以防治糖尿病和抑制癌细胞成长与转移等。这些研究，不但说明活性氢的抗氧化功效，更支持本书一再强调的观念：抗氧化是治疗绝大部分疾病的基础疗法。

## 抗氧化好水，会让营养素效果加倍

在这里，我想再提一下"协同作用"的概念。我一直强调"一加一大于三"，试想，如果把维生素C溶解在抗氧化水里喝下，会不会更好呢？

2006年11月，发表在《应用生化与生物科技期刊》（*Applied Biochemistry and Biotechnology*）的一篇论文，证实维生素C如果溶在低电位差的抗氧化水里面，抗氧化能力是溶在一般水里面的三倍。

这真是好消息，这个实验的结果是一加一等于四，真的是我常说的一加一大于三，也印证了我最近正在做的实验，把高品质维生素C粉和松树皮萃取粉泡在抗氧化水里面，每天当茶水喝，而且大量地喝，很多急慢性发炎或结缔组织脆弱的问题，会好得很快。

## 一夜好眠才能抗发炎

不管是想赖床或是打瞌睡，自己都应该好好检讨一下，睡眠不足，有没有规律。如果你偶尔如此，就请赶紧补觉；若你是常常这样，那就会形成过劳或肾虚，许多慢性发炎疾病就会悄悄来报到。

人是大自然的一分子，想要健康，就不能违反大自然的规律，否则就要付出代价，这是天经地义的道理。

我在美国的住所，后山有很多野火鸡、野鹌鹑、野鹿、野山猪，每天天亮就看它们出来觅食，天快黑就会慢慢聚拢走回山里，日复一日，过着非常规律的生活，这就是大自然。

人类以前是"日出而作，日落而息"，但现代人却因为晚上灯火通明、电视电脑普及，有的人沉迷网络，睡眠严重缺乏，或有的人睡觉缺乏规律，引起反应，出现许多睡眠障碍。

### 你的睡眠到底够不够？

每个人所需要的睡眠时间不太一样，有人需要9小时，有人5小时就够，但平均值大概是8小时。怎么知道自己睡得够不够呢？很简单，只要看睡醒的感觉就知道了。

健康人应该是睡到自然醒，而且醒来的感觉是体力充沛，甚至可以去跑马拉松，或是很想给家里来个大扫除。但有些人明明身体不好，却有可能"自我感觉良好"，这也是最近很流行的一句俚语。

如果要确认晨起体力充沛感觉是真的还是假的，可以去爬一下楼梯，连续一口气爬个几十阶，腿上的肌肉感觉很有爆发力，那就是真的。如果感觉一下子就酸了，那么所谓的体力充沛只不过是一种错觉。

经过一夜的睡眠，正常人晨起的体力应该是非常充沛的，成年男性应该几乎都有晨勃，女性的手脚也都不会冰冷，也没有任何酸痛。如果早上被闹钟叫醒后，还是睡眼惺忪，很想再赖一下床，那就有问题了。

健康成年人白天是不会打瞌睡的，即使白天强迫自己去睡觉，应该睡不着才正常。但现在很多人开车、搭公交地铁、开会、上课、看电影，动不动就打瞌睡，就是因为睡眠不够。

## 睡眠品质要好，掌握黄金4小时

有人说他每天睡8个小时，怎么还是很累呢？那就要看看你睡的时段对不对了。晚上11点到清晨3点，是睡眠的"黄金4小时"。不管你几点睡、睡多久，至少要横跨这个黄金4小时，否则睡眠品质就会大打折扣。

我们的生物时钟受到当地的太阳光所支配，如果这4个小时不睡觉而是在熬夜，迟早要在健康上付出代价。

大家可以做一个实验，就可以知道"黄金4小时"的重要性，一个作息规律还算正常的人，平时11点以前睡觉，每天睡8小时，你叫他今天突然改成凌晨2点睡，一样睡8个小时，你看看他起床的感觉如何？一定会大打折扣，即使睡10个小时，起床的感觉都不如11点上床睡8小时来得舒服。

所以，为了要让睡眠有效率，让身体的修复与排毒发挥最大功能，那就必须掌握"黄金4小时"。即使这段时间失眠睡不着，也要平躺放松、闭上眼睛，不可以看电视、玩电脑或做家事。

## 抗发炎运动天天做

适度规律的运动，可以让新陈代谢保持在最佳状态，不但睡眠会变得很有效率，发炎也会干脆利落，不会拖泥带水。什么叫作"适度规律"的运动？抗发炎运动就正好是适度规律的运动。在此，我简单介绍抗发炎运动的基本观念。

首先大家要知道，不常运动的人和一个经常运动的人，两者的"适度"定义是很不一样的。所以，如果从事游泳、爬山、慢跑、健步走这一类的有氧运动，对于一个坐办公桌的上班族而言，那就必须要控制心率在（200-年龄）×65%以下；如果经常运动，可以把公式里的65%提高到75%；如果是运动员，那就可以提高到85%。

运动时戴一个运动用的心率监测仪器，就可以知道瞬间心率，控制在理想值以内，运动就不会过度。

对于容易发炎的人，与其做有氧运动，不如从事身心运动。身心运动就是八段锦、太极拳、易筋经、外丹功这类身心合一的缓和运动。它们动作缓和，不易受伤，可以调整呼吸，会增进身体协调能力，使自主神经和免疫系统处于非常平衡的状态，整体而言，它们是最佳的抗发炎运动。

如果每天早上起床，就做10～20分钟的身心运动，不但整天精神变好、晚上睡眠品质提高，而且可以抗衰老、抗氧化、抗癌化，是最便宜的抗发炎疗法，而且随处可行，非常方便。

## 第 4 章

疾病治疗

# 逆转慢性发炎，
# 用自然医学击退难缠疾病！

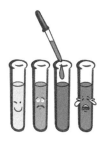

要想远离慢性疾病，就必须先逆转慢性发炎！

本章我们将一起探讨血管、肝脏、过敏、妇科、男科等五大慢性发炎领域，总共多达十多种常见疾病，详细分析这些疾病的致病根源，并提供自然医学的治病处方，帮助你彻底摆脱这些难缠的疾病。

慢性发炎，可谓是万病之源。排名十大死因前几名的心肌梗死、脑卒中就是血管发炎造成的；十大癌症的第三名肝癌，是肝炎的最坏结果；恼人的流鼻涕、皮肤痒等过敏症状，代表全身已经慢性发炎了；上班族的过劳死，也是因为身体长期劳累、无法修补造成的；疼痛难受的痛风、退化性关节炎，就是关节为了排除外物或修补组织所造成的发炎；甚至不论男女的不孕不育问题，也都是发炎惹的祸。

你知道吗？一般人认为的心肌梗死、脑卒中、阿尔茨海默病、过敏、过劳死、关节炎、不孕不育，甚至是癌症等现代文明病，在某种程度上都可看作慢性发炎的不同表现。最近十余年来，西方医学界这样全新的见解与发现实在令人振奋，因为总算找到可以防治这些难缠疾病的关键方向，那就是抗发炎。不过，抗发炎并不等于让身体不发炎，而是要让身体的发炎能够尽量在合理、安全的范围内，能够速战速决，而不拖泥带水。如此一来，身体就会保持在最佳状态，也不容易生病。

另一方面，除了多补充基本的抗发炎、抗氧化营养素之外，也将针对每种疾病的独特病因，拟定量身定做的特殊治疗方针。影响健康有五大因素，因此在治疗疾病的同时，你也会发现补充个别的营养品与天然草药、改变错误饮食内容、调整生活作息、适度地纾解身心压力、进行规律适度的运动、避开环境与饮食毒素等，都是基本但有效的必备疗法。

在这些疗法当中，读者会发现很少是侵入性的打针、开刀或西药处方，这并不表示自然医学医师反对打针、开刀、吃药，而是医师与患者都应该审慎客观评估各种疗法的利与弊（疗效与副作用），不到最后关头，尽量不选用压抑性与伤害性的疗法。值得一提的是，领有正式执照的美国自然医学医师，是可以合法注射、动刀、开西药处方的，并非一般人想象的只能建议补充营养品或改善饮食内容而已。

当你弄清楚每个疾病的来龙去脉，就会明白，原来心脑血管疾病是一种慢性发炎的结果，要斩断病根就一定要避开坏油，多吃抗氧化剂和帮助溶血栓的食物；慢性肝炎容易导致肝硬化、肝癌，晚上务必睡好觉，启动身体修补机制，增强免疫系统，让肝炎不再复发。治疗慢性过敏，一定要从胃肠道着手，不能只处理皮肤、气管、鼻子；上班族的过劳死，主因是先天体质不良，后天又失调，日夜操劳只是导火线；许多人婚后不孕不育，追根究底就是生殖器官发炎，或饮食与生活习惯不良所导致……

总之，要逆转日渐泛滥的各种现代慢性疾病，必须改变不良的生活习惯，贯彻抗发炎饮食、力行抗发炎作息，以及补充抗氧化营养素，以打破反复慢性发炎的恶性循环，才能一举击退身体老化、退化、癌化的各种现代文明病，而永葆健康！

## 心脑血管疾病，原来从血管发炎开始！

你知道吗？人的老化，是从血管开始的！一个人如果长期饮食不当或生活习惯不好，血管就会提早老化、出现动脉粥样硬化，而引起各式各样的疾病。简单来说，脑血管因为粥样硬化而堵塞，甚至爆裂开来，就是脑卒中；如果这条硬化的血管是心脏的冠状动脉，就成了冠状动脉心脏病或是心肌梗死。

心血管和脑血管疾病——心脏病、脑卒中，长年占据台湾十大死因第二名和第三名，是对台湾人健康威胁最大的杀手。如果想要预防心脑血管疾病，平日就要维护动脉血管的健康。不幸的是，大部分现代人很少有健康柔韧的血管。

## 动脉硬化越来越年轻化

很少人知道，动脉硬化不只发生在成年人身上，很多一两岁的小孩身上早已埋下了动脉硬化的因子。根据美国二三十年前一项研究发现，大部分两岁左右的小孩的血管里已经开始出现脂肪纹。而这种脂肪纹就是动脉硬化的前兆，是血管硬化最先产生的病变。根据最新数据显示，最近甚至连一岁小孩就已经出现脂肪纹了，这是多么让人吃惊的事实！

根据美国2009年调查统计，17%的美国青少年有动脉硬化现象；中年以上的美国人，则大约有70%的比例出现血管堵塞的情形。可怕的是，血管硬化是没有症状的，大部分人顶多只觉得自己动不动就喘气、没有力气、爆发力较差而已。正因为没有前兆，更让人防不胜防又措手不及。根据美国2004年统计发现，65%的男性第一次发现自己有动脉硬化时，不是已经心脏病发作就是死亡了，因此我认为，动脉硬化是现代人最恐怖的隐形杀手！

## 动脉粥样硬化就是血管发炎了

动脉粥样硬化简称动脉硬化，意思是原本充满弹性、光滑的血管开始产生一些粥样物质，堆积在血管内壁里，使血管变硬、变脆，甚至渐渐堵塞。过去几十年间，病理学家发现，这些血管里面的"粥样"物质是脂肪和胆固醇，所以就认定动脉粥样硬化和脂肪、胆固醇摄取过多有关，因此大力提倡少吃脂肪、少吃油、少摄取胆固醇，以降低动脉粥样硬化的风险。但随着医学研究的进步，我们已经认清事实并非如此，脂肪和胆固醇并非全然有害健康，我常提醒大家，你不要怕脂肪，也不要怕胆固醇，只要摄取好脂肪和好胆固醇，并避开坏脂肪和坏胆固醇，定期做血液检查，测出总胆固醇与高密度胆固醇的比值，只要小于3，就不必担心自己有血管硬化的风险。我在本书第1章中也强调过，如果能定期检查血液中的"C反应蛋白"数值，即CRP数值，就更能精准预测是否会发作心脏病或脑卒中。

人体的动脉之所以会出现粥样硬化，和饮食中的胆固醇并没有直接关系，真正的原因其实是动脉血管发炎了！因为动脉血管发炎，引发一连串的发炎反应，才导致我们看到的低密度胆固醇堆积在血管内部的现象。所以要避免罹患心脑血管疾病，最好的方法是先了解我们的血管为什么会发炎，并做到事先加以防范。

病源

动脉硬化从吃错油开始

在了解我们的血管是如何发炎及如何避免之前，一定要先了解动脉硬化发生的过程。

### 【动脉硬化步骤❶】动脉血管内皮损伤

首先，动脉硬化前的第一个变化是"动脉血管内皮损伤"。是什么伤害了我们血管的内皮呢？最常见的就是"坏油"，也就是我一直苦口婆心叮咛大家要避免的氧化油（高温烹调）、氢化油（反式脂肪）或饱和的陆上动物油（例如猪油、牛油、奶油里面含有花生四烯酸，会促进血管内皮发炎）。还有，压力大、睡眠不足、抽烟、喝酒、高血压、糖尿病、病毒感染或毒素入侵等原因，也都会造成血管损伤。另外，当血液里的同型半胱氨酸比较多时，血管也会受到损伤。

**【动脉硬化步骤❷】脂肪纹**

人体里的胆固醇分为好胆固醇和坏胆固醇。胆固醇和脂肪是不溶于水的，所以在血液中，需要脂蛋白把它包覆起来，带它去该去的地方，脂蛋白的任务就好像公交车一样，胆固醇就是里面的乘客。

低密度脂蛋白会把胆固醇从肝脏往血管送，囤积在血管的胆固醇，我们认为这样容易形成对身体不利的血栓，所以称低密度脂蛋白胆固醇为坏胆固醇。反之，高密度脂蛋白会把胆固醇从血管往肝脏送，所以它所携带的胆固醇，俗称好胆固醇。

其实胆固醇就是胆固醇，并没有所谓好坏之分，但如果胆固醇被包覆在低密度脂蛋白里面，我们就称它为坏胆固醇，为什么呢？因为低密度脂蛋白很容易被氧化，例如饮食中吃到油炸物，有抽烟习惯，常常熬夜，受毒素、病毒、紫外线、辐射侵害等，都会让身体产生自由基，然后氧化低密度脂蛋白。这些自由基也会伤害血管内皮，使被氧化的低密度脂蛋白黏上去。这时就会唤起身体的修复机制，吸引一种叫单核细胞的白细胞集结到血管内壁上，然后变成巨噬细胞。

这些单核细胞变成巨噬细胞的目的就是要清除这些已经

氧化的低密度脂蛋白，但问题是，巨噬细胞虽然有能力破坏低密度脂蛋白，但没有办法分解它，所以这些含有低密度脂蛋白（里面有胆固醇、甘油三酯、磷脂质、蛋白质）的巨噬细胞，便集结在血管内壁上，变成一种泡沫细胞。渐渐的，当这些泡沫细胞越积越多时，就会破裂，释出里面的胆固醇黏附在血管内皮上，这些像泡沫的东西就变成肉眼可见的脂肪纹，而血管也就不再是原先光滑弹性的了。

　　脂肪纹是动脉硬化的前兆，我先前也提过，现在的小朋友多习惯吃炸鸡、薯条等油炸物，因此身体里所累积的坏胆固醇越来越多，一两岁就出现脂肪纹也就不足为奇了。有些人会问，一岁的孩子不是才断奶吗？为什么也会有脂肪纹呢？这么小的孩子会有脂肪纹，原因其实都在母乳上。根据1992年加拿大政府的统计，大部分妈妈的母乳里面都含有氢化油，平均值高达7.2%，所以孩子当然也就不可避免地吃进坏油了。想想看，连小孩子都逃不出动脉血管硬化的魔爪，更不难想象现代人动脉硬化的情形有多严重了。2009年我在美国看到最新统计数字，17%的美国青少年有动脉硬化现象，这也就见怪不怪了！

### 【动脉硬化步骤❸】硬化斑块

　　血管出现脂肪纹后，如果不好好保养，又会出现怎样的问题呢？那就是血管病变的下一步：纤维斑块。当血管壁出现脂肪纹而变得粗糙后，因为血管内壁不再光滑，容易引起血流不顺畅的现象，而身体的防卫机制知道血管出问题了，于是会有更多的救援细胞聚集到血管来，例如血小板、淋巴细胞、浆细胞等身体防卫部队都来了，而进一步引发血管内部的发炎反应。更糟糕的是，原本应该在血管内皮的平滑肌细胞，也因为脂肪纹的变化而移到泡沫细胞上，导致血管内壁越来越厚，形成所谓的纤维斑块，也就是硬化斑块。可怕的是，纤维斑块越厚，血流就会越不顺，导致血小板越积越多，让血液更不顺畅，形成一种恶性循环，因此血管内部的斑块就越来越大，也会剥落，最后形成血栓。

简单来说，不管是血管内皮损伤或氧化的低密度脂蛋白被巨噬细胞吞噬形成脂肪纹，还是各种血液细胞聚集到血管内皮形成硬化斑块，通通和发炎密切相关，都是因为血管发炎了，身体不得不派出防卫细胞来处理，因此才产生一系列的病理反应。所以我们可以清楚知道：心脑血管疾病，其实就是血管发炎所引起的疾病。

诊断

### 血管硬化很难及早发现

虽然在病理学上，我们已经掌握了血管硬化的重要历程，但可惜的是在临床医学上，动脉粥样硬化的早期诊断相当困难。想看出身体是否有脂肪纹，最直接的方法就是把血管切开来看，但没有人会这么做。目前还没有敏感且有针对性的早期实验室诊断方法，能帮助我们及早看出血管内是否已经有脂肪纹或是纤维硬化斑块。这也就是为什么很多罹患心脑血管疾病的人，即使血管已经堵塞70％了，却还是像平常一样逛街；已经90％堵塞了，还是可以去上班工作，一点都没有意识到危险将至。

正因为我们没有办法实际切开血管来观察血管的硬化程度，所以只能靠一些间接数据来看出端倪，例如用多普勒效应计算手臂和小腿血压的延迟，来推算血管弹性，或是直接抽血检验甘油三酯和胆固醇的数值。一般说来，当血液中的甘油三酯比较高时，动脉硬化的可能性就比较高；或是用总胆固醇除以高密度胆固醇，一旦比值大于5的话，就代表你容易有动脉硬化的风险，通常小于3会比较安全。在医疗水平高的国家，则还会检测ApoA、ApoB、Lp(a)，来帮助医生更精确判断血管硬化的程度。最后，我们还可以检测血液中的同型半胱氨酸数值是否过高来帮助判断。

处方

## 给血管发炎的自然医学处方

### 1. 避开坏油

要避免血管硬化，维持血管畅通，最重要的就是不要吃氢化油或氧化油。这并不是一件容易做到的事，因为市面上有90%以上的油都是氢化油或是氧化油。氢化油含有反式脂肪，是自然界几乎不存在的物质，是人工制造出来的，人体几乎不会正常代谢。要知道，反式脂肪还是非常大量地被使用在日常食品中，例如美国加州原定2010年7月开始禁止新鲜面包使用氢化油，可是因为种种因素，至今无法实施，所以在美国的超市里，到处仍然可见用氢化油制成的面包。

### 2. 多吃好油

我把好油简单分成两类，一类是烹饪用的油，一类是补充用的油。烹饪用的油我首推苦茶油，因为苦茶油非常耐高温，就算温度高到230℃也不会坏。另外，苦茶油还含有很多修复黏膜

**动脉血管发炎过程示意图**

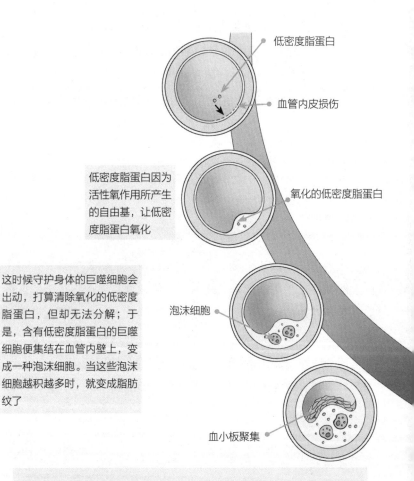

低密度脂蛋白

血管内皮损伤

低密度脂蛋白因为活性氧作用所产生的自由基，让低密度脂蛋白氧化

氧化的低密度脂蛋白

这时候守护身体的巨噬细胞会出动，打算清除氧化的低密度脂蛋白，但却无法分解；于是，含有低密度脂蛋白的巨噬细胞便集结在血管内壁上，变成一种泡沫细胞。当这些泡沫细胞越积越多时，就变成脂肪纹了

泡沫细胞

血小板聚集

血管壁出现脂肪纹而变得粗糙后，身体的防卫机制知道血管出问题了，因此会有更多的救援细胞聚集到血管来，例如血小板、淋巴细胞、浆细胞等身体防卫部队都来了，于是进一步引发血管内部的发炎反应

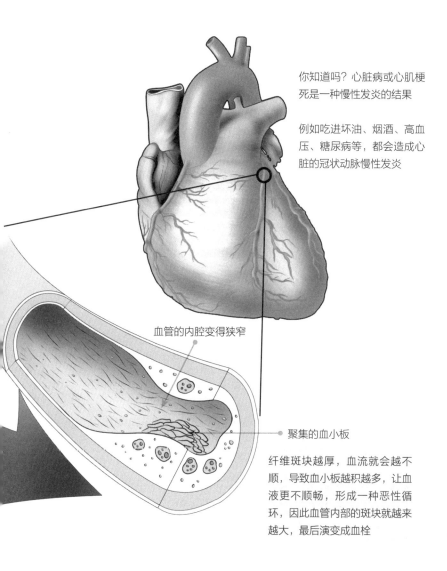

你知道吗？心脏病或心肌梗死是一种慢性发炎的结果

例如吃进坏油、烟酒、高血压、糖尿病等，都会造成心脏的冠状动脉慢性发炎

血管的内腔变得狭窄

聚集的血小板

纤维斑块越厚，血流就会越不顺，导致血小板越积越多，让血液更不顺畅，形成一种恶性循环，因此血管内部的斑块就越来越大，最后演变成血栓

的成分，不但可以让身体对抗发炎，还能杀掉坏菌（例如幽门杆菌）。如果买不到苦茶油，也可以用冷压的、初榨的、新鲜的橄榄油代替，记得不要拿来炒菜或煎炸，因为橄榄油不耐高温，也不要去买那些二榨、三榨的橄榄油。如果确定是好油的话，我认为就算一天吃30毫升的油也不嫌多。只要能连续吃两年以上的好油，就能帮助你把身体里不好的坏油慢慢代谢掉。

除了烹饪时要用好油外，还要补充那些你吃不到的、抗发炎的油，也就是富含$\Omega$-3的油，例如亚麻籽油、深海鱼油、海豹油等。$\Omega$-3脂肪酸会让我们身体制造出抗发炎的第三系列前列腺素，所以也有抗发炎的功效。

### 3. 多吃抗氧化剂

抗氧化剂可以把氧化的胆固醇、细胞膜、组织还原，并消除自由基，所以要避免血管发炎，适量补充抗氧化剂也是非常重要的。一般来说，主要的抗氧化剂有：维生素C、黄酮类化合物、维生素E、$\beta$-胡萝卜素、多酚、槲皮素、原花青素、没食子酸、硫辛酸、超氧化物歧化酶、谷胱甘肽等。

### 4. 多吃帮助溶血栓的食物

想要溶解堵塞在血管内的硬化斑块，除了西医的溶血栓药物外，也可以从食物里头取得类似功能的营养素。想想看，如果我们可以取得和药物同样效果的食物，为什么要吃容易有副作用的药物呢？

（1）纳豆激酶：根据实验室的研究发现，纳豆里的纳豆激酶可以在8小时内就将血栓溶解掉，好比是血管的疏通剂。但请记住，纳豆激酶指的是纳豆上面那些黏黏的物质而不是纳豆本身，而且注意不要吃高温加热的或冷冻的纳豆。因为纳豆激酶是一种酶，也是一种蛋白质，往往稍微加温到50多度就被破坏了，而处在太低温的环境也会受损，所以尽量不要吃冷冻过的纳豆，因为其溶血栓的效果比较差。现在还有很多含纳豆激酶的营养品，通常一颗胶囊里含有2000FU的纳豆激酶，只要睡前、早餐后各吃一颗，几个星期后，你就会发现血管越来越通畅。

（2）山楂：除纳豆激酶外，山楂在溶血栓方面也有不错的效果。在欧美，甚至连山楂的花都可以拿来用。一天吃300～750毫克的山楂萃取物，就有不错的效果。但切记，山楂不适合虚寒体质的人吃，比较适合实热的人来摄取。

（3）大蒜：不能吃山楂的人，如果想溶血栓的话，可以改吃大蒜。大蒜和山楂相反，适合虚寒体质，不适合实热体质。一天吃三瓣新鲜的大蒜，可以切碎或榨汁吃，不要煮熟，煮得越熟效果越弱，把蒜泥或蒜汁混在饭菜里吃或在汤里面喝下去，也能帮助血栓溶解，不过要持之以恒才能看到效果。

## 5. 降低同型半胱氨酸

要解决血管硬化问题，除了想办法除掉硬化的斑块外，还要让同型半胱氨酸的数值降下来才行。而想要降低同型半胱氨酸的数值，就一定得靠维生素B群来帮忙。其实，许多蔬菜、水果都含有丰富的维生素B群，但现代人因为蔬果吃的不够，才会导致动脉血管硬化、同型半胱氨酸太高。因此，想要改善血管硬化状况，一定要记得补充高剂量的、天然的维生素B群。一旦同型半胱氨酸降下来，血管硬化的风险就能降低了。

### 6. 多运动

预防血管硬化，有一个老生常谈的原则就是多运动。通常有心脑血管问题的人，大多很少运动，所以千万不要一开始就马上进行剧烈运动，例如跑步、爬山都太刺激了。否则，恐怕会出现不动还好，一运动血管就堵塞的情形。我建议血管硬化的人不妨先从太极拳、八段锦、易筋经、外丹功、甩手功开始动一动。这类运动不但缓和，而且能有效打通血管，还具有调节交感、副交感神经，强化免疫系统的功能。

### 7. 螯合疗法

如果上述办法都没有办法减缓、解决血管硬化的问题，自然医学里还有一个妙招，那就是螯合疗法，也就是利用打针或是吃一些螯合剂，进入血管里头将不好的东西螯合出来。但这是一般人无法在家自己进行的，必须由受过自然医学训练的医生指导，在诊所内进行点滴螯合疗法或口服螯合剂。口服螯合剂通常是症状比较轻微时或用来维持点滴螯合疗法的功效时使用。如果最后你选择了螯合疗法，请切记，螯合的过程会把身体里好的矿物质也螯合出来，所以一定要多补充钙、镁、钾等好的矿物质才行。

扫描回复"心血管"
获取预防心血管疾病
饮食法

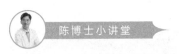

陈博士小讲堂

**西医如何对付血管硬化？**

一旦患者出现动脉硬化情形时，西医通常会先给一些药物，例如扩张血管的药物或是降血脂、抗血小板、抗凝血、溶血栓的药物等。当这些药物都无效或控制不好时，就只能靠手术。

　　手术时，如果血管硬化的情形还不算太严重，就会利用支架重建或用旋转刀片来刮除血管中的粥样物质，就像通水管一样，让血管恢复通畅。但如果血管完全堵塞的话，就只能找其他地方的动脉血管，进行绕道手术，而原本堵塞的血管就直接放弃了。

## 肝炎是致命肝癌的元凶

　　"肝若好，人生是彩色的；肝不好，人生就变黑白了。"这类广告词之所以打动人心，是因为肝病在台湾相当普遍，在2000多万人口中，就有450万的人罹患B型肝炎，还有超过50万的人患C型肝炎。

　　肝炎为什么可怕呢？那是因为肝脏属于没有神经的器官，如果出了问题，不会疼也不会痛，所以很难察觉到，因此当你发现哪天肝硬化、变成肝癌，就会变得很棘手，尤其确诊肝癌后，大部分患者会在三个月到半年间就失去生命。

### 肝炎的原因

　　根据统计，肝不好几乎是全球华人常见的问题。从我的观察中，主要有以下几点是导致肝炎的原因。

## 1. 吃太多黄曲霉素

华人大多居住在比较潮湿温热的东亚地区，很多种子类食物如果存放不当或是超过保存期限，就很容易滋生黄曲霉素。我从2007年开始陆续参观过很多制油工厂，发现有些工厂并无冷冻库，就直接把花生、芝麻、苦茶籽一包包直接置放在湿热的仓库里，任其发霉。我曾经试喝过好几次市售芝麻油、苦茶油、花生油的样品，都有霉味，证实了我的担忧，因此我一再呼吁厂商应该要主动检验食用油的黄曲霉素含量，以保障消费者健康，尽可能将种子原料储存在冷冻库，因为低于4℃，霉菌就停止生长。

尽管学术界长期呼吁黄曲霉素的泛滥有多严重，但消费者和厂商还是不放在心上。很多人以为花生才会有黄曲霉素，其实在我们这种热带、亚热带地区，黄曲霉素的污染相当严重。但凡各种稻米、小麦、五谷米、坚果、花生、黄豆、红豆、绿豆、薏仁、干蔬类、香辛料、芝麻、苦茶子，甚至咖啡豆等，都有可能受到黄曲霉素的污染，比一般人想象的严重。千万不能忽视黄曲霉素，它对肝脏的破坏力相当大，往往只要一点点就会破坏肝脏细胞，长期下来就会损伤肝脏功能。

## 2. 不良的灌酒文化

华人世界普遍存在的就是灌酒的文化，好像有人敬你酒，你不回敬就是对不起他，加上划酒拳、狂饮烈酒的行为，导致华人患酒精性肝炎的比例非常高。即使还没得到酒精性肝炎，很多华人的肝早已受酒精的影响而摇摇欲坠，再遇到病毒就很容易感染。

我不会喝酒，很容易醉，一喝就会想睡觉，所以最怕有人强迫我喝酒，还好我在1993年，离开中国台湾地区到美国工作之后，就没有人再逼我喝酒。等到2004年回到台湾之后，我发现灌酒文化改善不少，表示民众的健康意识已渐渐觉醒。一瓶威士忌，欧美人大概要喝半年，但华人拼酒时，几口就喝下去，所以我常开玩笑说，欧美人是"品酒"文化，华人是"拼酒"文化。酒精在体内的代谢，需要动用到肝脏的解毒机制，如果常喝酒，肝功能会疲累而衰退。另外，酒精的代谢物乙醛，对身体而言是一种毒素，会伤害肝脏、破坏肝脏细胞，就像甲醛一样，甲醛就是用来泡尸体的福尔马林，也是非法的农药。因此，如果要保护肝脏，那就少喝点酒吧！

## 3. 容易过劳

华人大多是很勤奋、很拼的民族，为了工作、为了读书而太过操劳，因此常靠意志力的坚持，而忽略身体的警告信号，长久下来就会过度疲劳。如果忙到半夜迟迟不肯睡觉，肝脏就不能正常运作。半夜11点到凌晨3点是肝脏最忙碌的时候，会充血胀大，这段时间不睡觉就会让肝脏过度受损。所以，这时候即使睡不着，也要躺平，如果坐着，肝脏受到肋骨的压迫，无法充血胀大，它的解毒功能就会变差很多，毒素就会累积。

## 4. 卫生习惯不良，导致病毒感染

为什么B型和C型肝炎会在华人感染率那么高呢？另一个主要原因是卫生习惯不好。几十年前，消毒的概念很薄弱，不要说自家人共用牙刷、毛巾、刮胡刀，连诊所里的针头都共用。记得小时候，医生、护士都把口腔温度计用酒精泡在钢杯里，每个患者来量体温都用同一根温度计，这其实非常危险，万一谁口腔有破洞，就有可能感染前面使用者携带的病毒，即使到今天，还有不少人以为酒精可以消毒针具，其实这是错误的观念。传统习惯上，很多妈妈会把食物咀嚼之后，再喂小孩吃，不要小看这样一个动作，如果小孩口腔里有伤口，妈妈就会把肝炎病毒传给小孩。

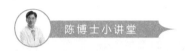
陈博士小讲堂

### 为什么会感染肝炎病毒？

肝脏感染病毒的途径不同，区分成几种不同的类型，除了大家熟知的 A、B、C 型肝炎，肝炎包括还有 D、F、G 型。

A 型肝炎通过消化道传染，例如饮用水、蔬菜、水产品如果受到粪便和尿液的污染，就容易感染 A 型肝炎。和患者紧密的身体接触，也会感染。A 型肝炎容易引发猛爆性肝炎，不过治愈率高，并不会变成慢性肝炎，也不会演变成肝癌。B 型、C 型肝炎就是俗称的慢性肝炎，是最容易演变成肝硬化、肝癌的元凶。B 型和 C 型肝炎是靠体液传染，体液包括血液、唾液、精液、阴道分泌物。

在台湾，1960 年以前出生的人，90%的人感染过 B 型肝炎，而 B 型肝炎罹患率如此之高，主要是卫生习惯不佳以及母子垂直感染（母亲通过胎盘或生产时将病毒传给胎儿）。B 型肝炎主要通过血液和其他体液传染，所以共用针筒、输血、针灸、文眉、刺青、穿耳洞、共用刮胡刀、共用牙刷、接吻、性行为都有可能感染 B 型肝炎病毒。

C 型肝炎的传染途径和 B 型肝炎类似，但 40%的感染途径未明，似乎还有其他感染方式。

D、E、F、G 型肝炎不太容易会形成肝癌，D 型肝炎通常是因感染 B 型肝炎顺便感染的，而 E 型、F 型、G 型肝炎则较少见。F 型肝炎病毒其实是 B 肝病毒的一种，后来被归为 B 肝病毒了。

台湾卫生单位在过去几十年内，鼓励使用公筷母匙以及免洗餐具来避免感染 B 型肝炎，虽然普遍改善了民众的卫生习惯，但其实就学理来说是错误的宣传，因为饮食与餐具的卫生是用来避免感染 A 型肝炎，而非 B 型肝炎。

A 型肝炎靠消化道感染，也就是说食物或饮水受到患者粪便或尿液的污染，其他人只要吃进口内，通过正常无损的消化道黏膜，就会感染。

B 型和 C 型肝炎不会通过消化道感染，而是在有穿刺、破皮或伤口的情况下，病毒进入体内而引起人患病。除非口腔或肠胃黏膜有伤口，否则不会经由消化道感染。也就是说，口腔黏膜和肠胃黏膜没有破损的人，如果和 B 型肝炎／C 型肝炎的人共用碗筷、汤匙，并不会被传染。

不过话说回来，如果我们再进一步追究，其实牙齿和牙龈之间的交接处是人体全身防御最薄弱的地方，大部分的人都曾经有刷牙时牙龈出血的经验，甚至很多人每天刷牙都会出血，就是因为这个交接处一不小心就会破损，如果正好有 B 型和 C 型肝炎病毒进来，也有可能被感染。

## 90%的肝癌是肝炎病毒引起

谈起肝癌，大家都闻之色变。根据统计，中国台湾地区肝癌患者中约有80%是B型肝炎引起，中国大陆肝癌患者中有90%感染B型肝炎，而日本肝癌患者中有90%罹患C型肝炎，可见肝癌和肝炎病毒有很密切的关系。

特别要说明的是，防治肝癌跟其他癌症不一样之处，除了基本的抗癌饮食与习惯之外，最重要的是要避免感染肝炎病毒，因为事实证明90％的肝癌都是肝炎病毒引起的。

通常，慢性肝炎演变成为肝癌，需要一段时间，发病往往是在感染的十几年之后。绝大多数的人在这段时间并无自知，所以等到演变成肝癌，通常为时已晚。这就是为什么大部分患者一旦被诊断出得了肝癌，会在3～6个月内死亡。

肝脏出问题时，你不会感觉到肝区的疼痛或是不舒服，所以很多人便会掉以轻心，等到诊断确定时，往往已经是肝癌末期了。

我在此严正呼吁，千万别以为得肝炎是小事，要避免从肝炎形成肝癌的差别就在于有没有好好地照顾好受感染的肝，特别是有B型、C型肝炎的人，一定要时时监控自己的肝功能，例如定期做肝功能检查，并且借由下面要介绍的自然医学方法，将ALT、AST控制在正常值之下，肝脏超声检查结果也要正常。

## 慢性肝炎容易导致肝硬化、肝癌

根据美国的数据显示，每年约有30万人染上B型肝炎病毒。染上B型肝炎病毒的人当中，大约60％的人没有症状，顶多只会在抽血时发现肝功能指数上升，这些人的抵抗力好，免疫系统比较健全，能够自行清除B型肝炎病毒，肝脏内部虽有一些小发炎，但不会影响身体运作，也很快控制住，而且这些人大概一阵子之后就会百分之百痊愈。

染上B型肝炎病毒的人当中，大约只有20%的人会演变成急性肝炎，而急性肝炎发作的结果是99%的人会痊愈，只有1%的人会死亡。扣除掉会痊愈和转成急性肝炎的人外，另外有5%～10%的人属于病毒携带者，这些人虽染上B型肝炎病毒，但患者本身一点症状都没有，外表跟健康人没两样。

最后，剩下的4%的人会转为慢性肝炎，这群人就得要特别担心了，因为他们就是最容易患肝癌的人。在这些人之中，约有1/3会变成慢性B型肝炎，而得到B型肝炎的人如果没有控制好肝功能指数，那么其中25%～50%的人就容易变成肝硬化，这群肝硬化的人又会有一些人患肝癌，患肝硬化和肝癌的患者就很容易死亡。

依照台湾疾管部门发布的统计显示，和美国相比，中国台湾地区的无症状感染比例较低、有症状的急性B型肝癌比例较高，显示台湾人对抗B型肝炎病毒的能力较低。

病源

## 肝炎病毒是肝细胞癌化的主要原因

我一再强调，大部分慢性疾病是从发炎开始。在讨论肝癌的成因时，这一点更是正确无比。肝癌的成因，主要是B型肝炎病毒长期反复刺激肝细胞，导致发炎失控，引起自由基四处流窜所引起。抽烟、喝酒、熬夜、压力、不当饮食等都会引起体内自由基增加，导致细胞核DNA突变，产生癌症。其实不只肝癌，还有其他癌症也会由病毒引起，例如宫颈癌。

接下来，我们就借由肝炎病毒攻击肝细胞为例，来了解这些癌症的起因。

**【细胞癌化步骤❶】病毒引发体内自由基过多**

　　一旦病毒进入人体后，便会攻击器官或组织里面的细胞，人体的免疫系统就会派出白细胞来对付病毒，以及清理身体的受损细胞，目的是要让身体回到正常的状态。白细胞是靠"发炎"的方式来对抗病毒，在发炎的过程中，白细胞会分泌过氧化氢、盐酸等这类含有自由基的腐蚀性物质将病毒杀掉，或清除人体坏死的细胞，这属于人体免疫系统的正常反应。但是，如果身体一天到晚都有病毒来作乱，场面一直控制不下来，白细胞在对抗病毒的过程中，那些带腐蚀性物质的自由基，好比战争中的流弹，就难免会误伤我们的正常细胞膜，甚至进入细胞核，引发人体DNA的突变，造成DNA复制细胞的功能产生错误。


**【细胞癌化步骤❷】突变DNA形成了癌细胞**

　　一旦DNA的复制功能出错了，人体新产生的细胞就有可能突变成癌细胞。不用太担心的是，细胞癌化的过程很缓慢，而且概率很低。

　　正常细胞要变成癌细胞并不容易，需要历经五次的巨大突变才行，而每次巨大突变的概率就像我们中彩票大奖一样低，试想，我们要去连续买五次奖券，而连续五次都中第一特奖，概率有多么低啊！

　　但话说回来，单个人体约有60万亿个的细胞，在数量这么庞大的情况下，即使概率低，每天大概都还会有几百个癌细胞突变成功。对一个正常的健康人来说，身体每天出现几百个不好的癌细胞，没什么大不了，

扫描回复"抗癌"
获取预防癌症的方法

免疫系统会派遣自然杀手细胞将这些癌细胞摧毁，让癌细胞数目控制在安全值以下。但问题在于，如果免疫系统不能有效将病毒从血液中清除干净，让病毒一直在体内繁殖，慢性发炎一直无法收场，长久下来，大量的病毒一直干扰正常细胞，DNA突变的概率便会大增，这就是病毒导致细胞癌化最主要的机制。

诊断

## 控制肝功能指数和病毒数

既然肝发炎和病毒大有关系，接下来我就来谈谈，为什么肝脏会发炎？

### 1. 病毒因素

前面说过，肝的发炎和病毒大有关系，因此引发肝发炎的主要原因就是肝炎病毒。肝炎病毒共分成A～G型几种，不过最需要担心的是B和C型肝炎病毒。

除了肝炎病毒外，疱疹病毒也会造成肝脏功能受损，常见的疱疹病毒有以下四种：

（1）人类单纯性疱疹病毒（HSV-1、HSV-2），属于第一型和第二型疱疹病毒，感染第一型的症状是口腔周围长疱疹，感染第二型的症状是生殖器长疱疹，两者都会通过唾液和性行为传染。

（2）EB病毒（EBV），属于第四型疱疹病毒，全世界90%的人受感染，传染途径为唾液，所以大部分人是在幼儿时期感染（发展中国家），或是青少年通过接吻感染（欧美国家）。据研究，EB病毒和许多疾病有关，例如慢性疲劳综合征、乳腺癌、鼻咽癌、伯基特氏淋巴瘤、何杰金氏病、淋巴增生疾病。

（3）巨细胞病毒（CMV），属于第五型疱疹病毒，和EB病毒一样，流行非常广泛，也是通过唾液传染。美国人大约50%受感染。

另外，黄热病毒和腺病毒也会引起肝脏受损。黄热病毒通过蚊子传染，死亡率高、传染力强，严重时会引起肝功能和肾功能衰竭。腺病毒通过飞沫和粪便传染，常见症状是发烧、呼吸道不适、腹泻、起疹子。

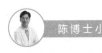
陈博士小讲堂

**宫颈癌也是由病毒引起的**

不少因病毒所引起的发炎常常会导致癌症，除了肝癌外，另外一个最常见由病毒引起的癌症是宫颈癌。和肝癌一样，女性在罹患宫颈癌之前，一定会先出现子宫颈发炎，发炎的原因就是感染了人类疱疹病毒（HPV）。

根据研究，人类疱疹病毒中，以 16 型、18 型、31 型、33 型病毒最容易引发子宫颈发炎，长期干扰细胞，进而影响 DNA 中的 E6、E7 基因，导致 P53 及 RB 肿瘤抑制基因出现变化，就像肝炎变成肝癌的过程一样。

## 2. 非病毒因素

导致肝炎除了病毒之外，还有许多生活习惯因素，以及有毒的环境，包括：

（1）酒精中毒：长时间饮酒容易让肝脏慢性中毒，因为酒精需要靠肝脏来解毒，过量的酒会造成肝脏的负担。

（2）药物：口服避孕药、抗生素、抗结核药。

（3）植物毒素：野生毒菇、黄曲霉素等会导致肝脏坏死。

（4）环境毒素（化学药剂）：四氯化碳、甲醛。

（5）身体异常代谢：身体里的铜或铁补充太多，也会引起肝的问题。过多的铁会让肝脏受不了。此外，像脂肪肝、怀孕、缺血、Q型流感也会引起肝炎。

虽然得了肝炎不能轻视，但事实上，肝炎自己会好，譬如免疫力好、健康的人会自己形成抗体来对抗病毒，让血液中B型、C型肝病毒无法招架。

很多人以为病毒会被清除干净，其实是不会的。几乎所有的病毒进入体内以后，永远就在体内，包括我们曾经得过的所有感冒病毒，都还在体内。有人会说，不是被杀光了吗？其实，大量的病毒在血液中被抗体击溃之后，少数会跑到细胞核里面，和人类的基因结合在一起。看起来这个人的肝炎治好了，肝指数恢复正常，血液中病毒数也降到零。事实上，还是有少数病毒躲到细胞核里面。

也就是说，只要免疫系统正常、身体维持健康，这些细胞核里面的病毒就不会出来作乱，可是如果哪天身体不好时，这些病毒还是有可能会跑出来。

最常见的例子就是水痘病毒，一个人水痘治好了，产生了永久免疫，但如果年纪大或抵抗力差时，这些水痘病毒就会跑出来侵犯神经，引起非常疼痛的带状疱疹。所以，治疗肝炎是一辈子的事情，治好后，要监控肝指数一辈子，而且要把病毒锁在细胞核里面，不能让它们出来。

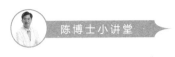

### 如何得知肝脏发炎？

肝脏是一个沉默的器官，任劳任怨，即使病入膏肓也不会喊痛，也因此肝发炎的人大多都不会自己发觉症状，顶多只是觉得比较劳累。一般最常见的检验就是抽血检验肝指数。肝指数，台湾还停留在 GOT 和 GPT 的旧称呼，其实，早就已经改成新的称呼 AST 及 ALT。

所谓的 AST 和 ALT，是肝细胞里面的两种酶，属于细胞内酶，也就是说正常肝细胞并不会释出这两种酶到血液中，但如果肝细胞坏死、分解，就会把这两种酶释放到血液中。因此如果数值越高，就表示肝细胞坏死的数目越多，肝脏发炎越严重，通常超过 40，就是不正常，因此通过简单的抽血检查，就可以简单判断肝功能是否受损。

不过，肝功能检查有一个很大的盲点，必须特别注意。肝指数异常，表示肝脏发炎，这是很肯定的，但肝指数正常，却不表示肝功能正常，这是为什么呢？因为如果肝硬化或肝癌末期，肝细胞已经坏死到差不多了，这时候血液中的 AST 和 ALT 就会渐渐下降，最后正常，这是因为肝细胞全部死光光，就没有什么酶可以分泌了。所以，肝指数在肝脏病变的初期、中期时会升高，但到了末期时反而恢复正常了，因此要彻底检查肝功能，需要搭配腹部超声波或是其他诊断方式，不能只看肝指数。

另外，在进行肝功能的血液检查时，还常会看到"表面抗原"（例如 HBsAg）这样的名词，很多人不晓得，这个"抗原"指的就是"病毒"。"表面"则是病毒"外壳"的意思。通过检测血液中病毒外壳的浓度，可以间接推测病毒的浓度。血液检查的结果，如果表面抗原的结果是"＋"，表示他仍是病毒的携带者，也就是说，他的血液中还是有很多肝炎病毒在流窜，这表示它的免疫系统不够健全，无法将病毒赶到细胞核里面去。

另外一个推测病毒数的方法是检测血液中病毒的 DNA 浓度。要治愈肝炎，表面抗原必须转为阴性，但要达到这个目标很难，如果病毒 DNA 浓度能控制在 200IU/mL 以下，可以让疾病的进展停止，长期并发症也减少，可以当作肝炎得到控制的基础目标。

处方

## 给肝炎的自然医学处方

### 1. 不可以有慢性肝炎

不要感染肝炎病毒，以及尽量远离任何导致慢性肝炎的危险因子，才能够远离肝癌的威胁。如果已经罹患B型、C型肝炎或是酒精性肝炎了也没关系，重点是赶快控制好。千万不要让肝指数处在升高的状态，一定要想办法降低肝指数，让指数回到正常的数值内。

我在《怎么吃，也毒不了我》一书中，曾提到我在美国诊所通过"超级排毒配方"来活化肝脏，每天2～3颗；另外是吃"草本排毒配方"来保护肝脏，一天1～2颗；严重者一天可服用到2～4颗。对于得过肝炎的人，必须一辈子保护肝脏，用营养品与草药将肝指数控制在正常值内，每年或每半年定时检测肝指数，不要让它有升高的可能，这样就可以有效预防肝癌的发生。

## 2. 免疫系统要好

想要有健全的免疫系统，最重要的就是充足的睡眠。我在临床上发现，想要让B型、C型肝炎病毒数（也就是表面抗原）下降，最重要的条件就是要睡饱。晚上睡觉是身体修补受损组织以及对抗细菌与病毒最重要的时候，因此只要睡眠的"质"和"量"好，睡醒时精神十足，此时病毒数一定降下来。很多人都会说自己真的没办法，要赶报告、念书、工作等，但免疫系统和健康是不跟你讲条件，也不跟你妥协的，睡眠缺乏势必就要付出健康的代价。因此我还是只能说，想要身体健康、免疫力提升，那么最重要的就是睡眠品质要好。

另外，草药也可以帮助提升免疫力，但这最好要有自然医学医师的看诊以及处方，才能对症下药，我在美国诊所最常用的免疫提升草药就是紫锥花，如果搭配维生素C，效果就会加倍。

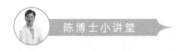

陈博士小讲堂

### 西医如何对付肝发炎？

西医对于病毒性肝炎，主要分为抗病毒药物和干扰素两个治疗方向。抗病毒药物可以抑制病毒复制，副作用较少，但大多数疗程结束后表面抗原仍是阳性，表示病毒并未消失，与没有治疗的患者相差无几（每年有0.5%～1%的患者表面抗原消失）。抗病毒药物都是口服，例如肝安能、肝适能、喜必福、贝乐克等。

干扰素是人体本来就存在的一种物质，当病毒侵入人体后，人体的免疫系统就会产生干扰素，借此抑制肝炎病毒进入肝细胞及在肝细胞内复制。但是，大部分慢性肝炎的患者血液中的干扰素极低，赶不上病毒大量复制的速度。干扰素可以采用注射的方式，但它最被诟病的地方是副作用大，患者会有类似重感冒的症状，例如发烧、怕冷、疲倦、肌肉酸痛、头痛、脱发、食欲不振、恶心、白细胞和血小板数量降低、忧郁、焦虑、失眠等。在病毒数不是太大量时，干扰素的疗效比抗病毒药物明显，但干扰素疗法也很难有效清除表面抗原，每年 3% ～ 8% 的患者的表面抗原会消失。

## 所有的过敏都是发炎

说到过敏，一般人通常只联想到流鼻涕、皮肤痒；其实，注意力不集中、长期疲倦、腹泻、便秘、失眠、头痛、常感冒，甚至忧郁，都可能是慢性过敏引起的身体反应！不论是哪一种过敏，都可归纳为"发炎"，因为过敏不过是身体以"发炎"形式排出异物的过程而已。如果处理不好，发炎从急性变成慢性，就会出现湿疹或气喘等症状；再继续恶化，就可能演变成自体免疫性疾病，例如僵直性脊椎炎、红斑狼疮、类风湿性关节炎等。

### 过敏是无所不在的现代问题

在美国，每年春天，受花粉困扰的人非常多，这大概是美国最常见的过敏了。在中国台湾，气候潮湿，花粉很少，主要的空气过敏原是潮湿引起的尘螨和霉菌，和美国大不相同。花粉过敏都出现在内陆国家，因为内陆气候相当干燥，因此大片森林和草原所飘散到空中的花粉不易沉淀到地面，一旦被人体吸入，有过敏体质的人就会引发一系列的过敏反应。不管是花粉、尘螨、霉菌，对于不过敏的人，没什么影响，但对会过敏的人而言，就像吸入胡椒粉一样，非常刺激，会让黏膜非常不舒服。

不管是花粉、尘螨、霉菌、猫狗毛，这些空气过敏原通常会引起呼吸道症状，例如鼻子痒、打喷嚏、流鼻涕、鼻塞、头痛、注意力不急中、荨麻疹、结膜炎、咳嗽、气喘等症状。

 陈博士小讲堂

### 降低花粉热发生率的小技巧

我小时候住在台湾，常受到尘螨的困扰，后来到美国工作几年之后，慢慢对花粉产生敏感。尤其去年搬到加州的郊区，发现空气中花粉的浓度比城市高出很多，春天一到，空气中仿佛就像撒满了胡椒粉一样。

对于过敏体质的我，阻隔花粉、草屑这些过敏原，就成了当务之急。首先，美国的 www.pollen.com 网站每天会公布各大城市的花粉浓度，就像气象报告一样，可供过敏体质的人参考。

花粉浓度高时，或是要割草的时候，我发现戴 N95 口罩或防毒面具、眼罩，有不错的效果，可以把花粉和草屑阻挡在外。N95 口罩在台湾 SARS 期间非常热销，因为它能有效隔绝病毒被吸入进入体内。试想，它连微小的病毒都可以阻挡，更何况是花粉或尘螨颗粒呢？有过敏体质的人，有需要时，不妨一试。

关窗也是一个杜绝花粉的秘诀。在气候湿热的台湾，我鼓励大家尽量开窗，这样才能保持空气流动，避免滋生霉菌。但在内陆的花粉季节，却要反过来，尽量关窗避免花粉飘进室内，等到花粉季节过去，才恢复开窗的习惯。

## 发炎本是正常的生理反应

我常常对患者说，过敏不是什么大不了的事情，只不过是身体想要把不需要的东西排出来罢了！打喷嚏、流鼻涕、咳嗽、过敏皮肤流汗，不外乎是想要把过敏原排出来，不要太紧张。

所有的过敏反应，通通是发炎反应，而我一再强调，发炎不是病，是一种正常的生理反应，它有两个主要目的：清除与修复。

如果身体有不恰当的外来物进来，身体就会启动发炎反应将它驱逐出境，只不过，有过敏体质的人对一些无害的物质，会误以为有害，因而产生过敏反应，这就不是正常的生理反应了。

如果初患过敏，那些扰人的症状不过只是警报，我们借此及时把过敏原查出来，避开过敏原，调整饮食内容，服用一些抗过敏的营养品或天然草药，通常过敏就可以结束，也不容易再犯。

但如果不查出来，也不避开过敏原，一直去接触，饮食也不恰当，甚至一味用人工药物压抑症状，这时候过敏就会反反复复、越来越严重。我临床上遇过许多每天要用支气管扩张剂或过敏到体无完肤的小患者，就是这样慢慢造成的。

## 自体免疫性疾病也和发炎有关

我在《过敏，原来可以根治》一书中提过，很多自体免疫性疾病都是因为过敏没有治好，再加上体内毒素的干扰所致。自体免疫性疾病包括：干眼症、干燥症、类风湿性关节炎、红斑狼疮、僵直性脊椎炎、多发性硬化、第一型糖尿病、白切氏综合征等。

"自体免疫性疾病"目前在医学上的解释是，人体的免疫细胞因为辨识错乱，所以攻击正常细胞。但是，我不认为问题出在免疫细胞上，而是有太多的毒素通过饮食与污染累积到身体的关节、皮肤、黏膜，导致免疫系统将这些正常的组织误认为是敌人，于是进行攻击。

人体的抗体会攻打自己的关节、皮肤、黏膜，这是目前在现代医学上难以根治的问题，只能压抑症状，唯有用自然医学的抗过敏和排毒的疗法，才能使这一连串的"错把自己当敌人"的发炎反应回归正常。

病源

## 一切过敏都是肥大细胞不稳定所致

虽然医学上把过敏疾病分为：过敏性鼻炎、鼻窦炎、过敏性中耳炎、过敏性咳嗽、花粉热、过敏性结膜炎、气喘、荨麻疹、特应性皮炎、湿疹、牛皮癣、胃肠道过敏、克罗恩病、肠漏综合征、溃疡性结肠炎等，但其实这些疾病在细胞分子层面是相当类似的，那就是肥大细胞不稳定。

几乎所有的过敏都发生在黏膜和皮肤，而这些地方就是肥大细胞密集之处。如果可以稳定肥大细胞，许多过敏症状就会缓解。例如西药的抗组胺，就是抑制肥大细胞分泌组胺，借此缓解组胺引起的鼻痒、鼻塞、流鼻涕、打喷嚏、皮肤痒、疹子、皮肤流汗、支气管收缩等。

**肥大细胞与过敏反应示意图**

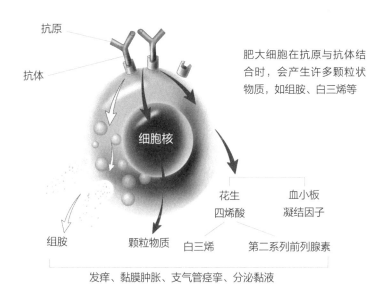

抗原

抗体

肥大细胞在抗原与抗体结合时，会产生许多颗粒状物质，如组胺、白三烯等

细胞核

花生
四烯酸

血小板
凝结因子

组胺

颗粒物质

白三烯

第二系列前列腺素

发痒、黏膜肿胀、支气管痉挛、分泌黏液

## 给过敏疾病的自然医学处方

从自然医学的角度来看，服用抗组胺西药并不是彻底解决的办法，而是要从饮食与环境的改变彻底稳定肥大细胞。如果状况比较严重，还可使用草药与针灸，可以发挥很好的效果。

不管是哪一种过敏，以下的方法都可以缓解症状，甚至逆转过敏体质，如果多项同时进行，效果更加明显。

### 1. 阻隔过敏原

如果易患花粉热的人，在花粉季及割草时，要记得戴眼罩和口罩，也要尽量关窗；如果是尘螨过敏，房间要打扫干净，尽量用水溶式的吸尘器，把尘螨、毛屑、蟑螂的残骸吸到水里面再倒掉，让室内保持低过敏原的状态，这是过敏防治最基本的第一个步骤。

## 2. 避免毒素

家里的装修建材不要含有甲醛、挥发性溶剂，也不要使用含有化学添加物的洗衣粉、漂白水、香皂等清洁剂，最好选用天然、简单，没有化学添加物的洗洁用品，例如用食用油做成的天然手工皂、洗衣粉等，才不会因为毒素的刺激而诱发过敏或使过敏恶化。另外，也要避免使用蚊香或其他的液体杀虫剂等，这些有毒成分既然可以杀虫，就会对身体产生负面的影响。

## 3. 荨麻叶的奇妙功效

荨麻是一种奇特的植物，叶片上有细毛，如果皮肤碰触，很容易起疹子，这就是"荨麻疹"的名称由来。但奇特的是，当我们把荨麻煮熟吃下后，不但不会引发过敏，还能治疗及预防花粉热及荨麻疹。煮熟的荨麻很安全，北美的印第安人还把它当成食物，吃起来的味道很像菠菜。

对于轻微的花粉热，可以服用新鲜的荨麻叶片冷冻干燥后制成粉末，每天服用三至五次，每次一茶匙，再加约85毫升的水，就可以多少改善及预防花粉热。如果每年都会对花粉过敏，则建议在花粉季来临前一个月开始服用，会有一定的预防效果。不过，这是非常缓和的疗法，对有些人效果并不明显，对于中重度过敏或急性过敏，就必须要靠大量维生素C加针灸与中药。

## 过敏疾病示意图

发炎的部位不同，所引起的过敏症状也就不同，因此虽然每种过敏看起来不一样，但都有肥大细胞不稳定的共通点

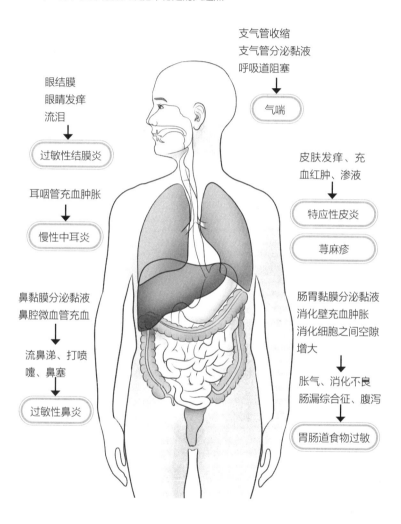

支气管收缩
支气管分泌黏液
呼吸道阻塞

→ 气喘

眼结膜
眼睛发痒
流泪

↓

过敏性结膜炎

耳咽管充血肿胀

↓

慢性中耳炎

皮肤发痒、充血红肿、渗液

↓

特应性皮炎

荨麻疹

鼻黏膜分泌黏液
鼻腔微血管充血

↓

流鼻涕、打喷嚏、鼻塞

↓

过敏性鼻炎

肠胃黏膜分泌黏液
消化壁充血肿胀
消化细胞之间空隙增大

↓

胀气、消化不良
肠漏综合征、腹泻

↓

胃肠道食物过敏

## 4. 补充大量维生素C＋天然黄酮

维生素C可以中和体内过多自由基、避免细胞膜受破坏、稳定肥大细胞，更可以强化结缔组织，因此当身体处在发炎状态时，需要特别大量的维生素C。维生素C是天然的抗组胺物质，发表在1992年《美国营养学院期刊》的一个实验证明，光是每天服用2克维生素C，一周之后，组胺浓度平均降低38％。根据美国农业局，维生素C的每日建议饮食摄取量为0.09克，但这样的剂量太低，健康人可能还勉强可以。不过，如果身体正在发炎、过敏、感冒、发烧，需求量将大幅增加。为了快速缓解症状，临床上我们常会建议补充最大剂量，急性过敏补充大剂量维生素C常会有快速效果，补充过量时，最常见的副作用是拉肚子，剂量降下来就可以了。

除了维生素C外，天然黄酮也是很重要的补充品，它在自然界都是和维生素同时存在的，因此为了强化效果，我建议维生素C与天然黄酮一起服用，对改善过敏症状会有一加一大于三的效果。

## 5. 补充好油

要稳定体内的肥大细胞，除了靠先前所说的维生素C，还可以多吃好油。人体细胞膜有一半以上的成分是脂肪，如果能补充好油，就可以让细胞膜更加稳定。另外，好油还可以帮助体内形成可帮助消炎的第一系列前列腺素，所以建议补充大量的Ω–3，例如亚麻籽油、鱼油、海豹油。不过，亚麻籽油在体内要转变成人体可以使用的形式，需要特殊的酶，有些人缺乏这种酶，就不能转换，吃亚麻籽油就看不出效果，这些人就必须要吃鱼油或海豹油才能见效。Ω–3的服用量要大，效果才好，建议一天至少1～2汤匙。

## 6. 避开坏油

如同前文一再提醒大家，千万不要碰氢化油、氧化油，因为这些坏油对过敏与其他发炎的影响非常重大。另外，陆上动物的肉因为含有大量的花生四烯酸，会在体内转化成促发炎的第二系列前列腺素，应该尽量少吃。

## 7. 补充专攻过敏的益生菌

如果你有过敏症状，同时又有消化不良、便秘、腹胀、腹泻或其他肠胃不适的问题，表示胃肠道里坏菌太多、好菌太少，这时候补充专攻过敏的益生菌，就会得到很好的效果，你会发现不但过敏消退了、肠胃症状也改善了。

## 8. 不要吃糖

糖会和维生素C竞争，如果平时喜欢吃甜食、喝含糖饮料，又少吃新鲜蔬果，免疫系统就会受到很大的干扰，例如过敏、自体免疫性疾病、发炎、感冒都更容易常发。

## 9. 不要吃冰

冰会刺激气管和食道旁边的迷走神经与交感神经，造成神经不稳定，引起呼吸道的过敏症状。

## 10. 优质睡眠

睡眠品质与过敏的关系非常密切，如果睡眠"质"与"量"都好，体内的肾上腺皮脂醇就会足够。肾上腺皮质醇就是身体自行生产的类固醇，如果足够，过敏就会控制得好。

### 11. 保持副交感神经旺盛

简单来说，就是要尽量让自己放松，如此一来才会使副交感神经旺盛，身体就不容易过敏。我最常建议患者的是腹式呼吸、八段锦或太极拳，这类的身心运动除了可以帮助身体放松与纾解，也可以调整交感与副交感神经，让两者趋于平衡。腹式呼吸还能帮内脏进行按摩。八段锦很容易学，而太极拳还可以提升全身的平衡感与协调能力，也有防身的作用。

### 12. 调整寒性体质

大部分有过敏的人都属寒性体质，我建议可以在日常饮食当中，酌量添加姜、胡椒、肉桂等热性佐料。另外，春卷疗法也是一个促进血液循环和平衡免疫系统很迅速的方法，大致的做法是先冲热水澡，之后不穿衣服，用恰到好处的棉被把全身包得像春卷一样，让身体大量发汗，慢慢地让身体放轻松，如果想睡就睡吧。20～30分钟后醒来，你会发现棉被是湿的，但皮肤是干爽的，全身感到轻盈且无比顺畅。当然，通过中医诊断来改善体质也是正统的方法，但是最好找可靠的中医师细心诊断后，再进行中药方调理。

### 13. 特殊疗法

大部分中轻度的过敏用上述的方法都可以缓解，如果是重度或急症过敏，那就要加上针灸或中药汤剂，这些方法需要经验丰富的专业中医师来操作，在此就不多说。另外，断食也是效果相当强烈的特殊疗法，但也是需要专业医师的协助，并不建议自行在家进行。

# 过劳会让发炎急速失控

在台湾，对于"超时工作""责任制"这些职场上的名词，相信大家并不陌生。"过劳"已是普遍现象，而"过劳死"，更是时有所闻。在竞争激烈的职场上，一天工作14小时并不稀奇。

2011年2月，台湾竹科的一位姓谢的工程师因为长期每天超时工作，有一天突然在租屋猝死，而他的电脑屏幕正停留在台湾十大死因的画面，这不是巧合，而是告诉我们，虽然他已经察觉到健康亮起了红灯，但却没有意识到这次的身体疲累可能是最后一次的警报，若不及时挽救，即将丧失年轻宝贵的生命。

疲劳不是病，正常人偶尔都会觉得疲劳，只要好好休息就会恢复；不过，如果长时间过度疲劳，真的会要人命！对于长期睡眠不足、压力过大的过劳族来说，体内的发炎机制很没有效率，器官组织正在急速衰退当中。

如果你发现休息睡醒之后还是觉得很累，那么你就是名副其实的"过劳一族"了。千万别再挑战自己的身体极限，赶紧休息、补充养分，让身体有修复的机会，以免为时晚矣！

## 过劳是常见的身体警报

"过劳"是现代化社会常见的现象，尤其在东亚地区，因为竞争太激烈，大家为了达成工作目标，常常在不知不觉中，牺牲了休闲与睡眠时间，以换取工作绩效，也常因此而赔上了健康。"过劳"是每个现代人必须正视的问题。

"过劳死"是因长期过劳而猝死，这个名词并不是一个正式的医学诊断。那么因过劳而死亡的病因是什么呢？统计发现，最常见的是心脑血管疾病，也就是脑卒中或心脏病。一个人怎么会好好地突然死亡呢？难道事先没有警报吗？

我们在前面提过，心脑血管疾病是健康的隐形杀手，因为即使动脉堵塞70%，很多人还是没感觉，一旦病发，有一半以上的人就死了，没有第二次发作的机会。这就是为什么过劳猝死，大多数的死因是心脑血管病。

2011年10月，苹果电脑创办人乔布斯（Steve Jobs）去世，世界上少了一个颇有贡献的人。我个人认为，乔布斯也是过劳而死，虽然他得过胰腺癌、做过肝移植，但他没有给自己足够的休息，即使手术非常成功，但一年比一年消瘦，最后真的就走了。

其实，过劳会引起的疾病非常多，不限于心脑血管疾病，例如常感冒、自体免疫性疾病、癌症、过敏、消化道疾病、男女不孕不育等，几乎所有与发炎有关的疾病，都会因为过劳而诱发或恶化。但是，因为其他发炎疾病通常不会马上死亡，而且有明确的医学诊断，所以大家不会把它们和过劳画上等号。只有因"过劳"而引起"过劳猝死"，才会引起大家的关注，而这类的猝死案件，通常就是由刚才提到的心脑血管隐形杀手所造成。

所以，过劳其实是一个非常普遍广泛的问题，和许多慢性疾病密切相关。一个人在长期过劳的情况之下，身体的发炎不但没有效率，而且常会快速失控，就像下坡的车子，如果刹车坏掉了，就会因地心引力急速往下冲，一不小心就会车毁人亡，非常危险。很多过劳死的人都是年纪三十几岁的年轻人，为什么会猝死，就是仗着自己还年轻，忽略身体的警报，而让发炎快速失控。在过劳引起慢性疾病或过劳猝死之前，其实，身体还是会发出信号的，只是我们必须够敏锐，必须静下来，停下脚步，好好检视自己的健康情况。

## 长期过劳，发炎会急速失控

当我们的体力长期透支、睡眠不足、营养不够时，身体多多少少会发出求救警报，例如常常疲劳、睡醒之后没有精力充沛、睡不饱、头晕、昏倒、失眠、黑眼圈、腰酸背痛、肩颈酸痛、头痛、关节疼痛、肠胃不适、腹泻、容易过敏、记忆力下降、注意力不集中、肝指数异常、失眠、免疫力低下、伤口愈合慢、反复感冒、身体某些部位发冷或发热、容易起疹子，等等。这些看起来都是小毛病，很容易让人忽视，但如果你常常受这些小毛病的困扰，没有办法恢复体力、恢复生命力、保持精力充沛，很有可能，你已经过劳了！

人体在睡眠时，会积极主动修复受损组织与补充新生细胞。一个人如果过劳，势必睡眠不足、压力过大、营养不良，这二大因素都会严重影响身体修复。如同本书一再强调的，人体是靠发炎反应来修复受损组织，如果长期过劳而使得发炎机制缺乏效率，导致受损的组织今天还没修补完全，明天又继续损坏，如此日积月累，就会造成发炎反应急速失控，组织或器官快速崩坏，这如果发生在心脑血管，就会使一个人年纪轻轻就产生血栓或血管爆裂，这就是最常见的过劳猝死的原因。当然，刚才提到的其他发炎相关疾病，也会因为过劳使发炎急速失控而加速形成。

## 你是过劳一族吗？

人为什么会过劳？简单地说，过劳就是工作量超过自己所能承受的负荷，而且也无法得到充足的休息。在台湾的竹科等地方，由于竞争激烈，过劳的人很多。"时间就是金钱。"这句话在电脑科技产业真是非常贴切，电脑产品推陈出新的速率非常快，新产品的推出必须抢时间，促使很多公司用高薪、高奖金鼓励员工拼命工作。我曾听说，某公司只能待7年，因为7年之后身体就操劳坏了。我也常听科技行业的朋友说，40岁以前拿健康换金钱，40岁以后拿金钱换健康。

听说有一家投资银行，每天凌晨3点、4点，办公室还是灯火通明，员工连上厕所一不小心都会睡着。我曾经在台北咨询过一位超时工作最夸张的案例，工作压力大到气喘发作不用说，她有一次告诉我，她工作到凌晨5点多下班，搭头班公交车回家，洗个澡换完衣服后，又搭公交车回公司，9点又准时上班。她当然不是天天如此，但每天加班到深夜却是常态，她大概是我见过的过劳一族中的冠军了，这样的超时工作连超人都受不了，更何况我们一般人，身体怎能不生病呢？

从我常说的"影响健康五大因素"来逐一分析，过劳有以下5个成因，值得每一个人好好检视自己的生活状态。你是不是在不知不觉之中，已经成为过劳一族了呢？

（1）营养不足：大部分过劳者都有营养不足的问题，身体没有足够的养分制造健康细胞时，一旦累倒，当然就没有什么本钱复原了，这里指的营养不一定是蛋白质、淀粉与油脂，而是微量的营养素，例如各种维生素、矿物质，还有抗发炎最重要的维生素C、Ω-3脂肪酸、植物生化素等。

（2）压力太大：根据美国的问卷调查，有2/3的美国人不喜欢自己的工作。从事自己不喜欢的工作，基本上就是一种潜在的压力，就算没有加班、一天只上8个小时，还是会对身心造成影响。至于那些科技新贵，天天处在一种和时间赛跑的职场环境中，绞尽脑汁、呕心沥血，压力当然就更大了。人是很主观的，做自己喜欢的事，10个小时都不会累，但做自己讨厌的工作，5个小时就会不耐烦，所以喜欢自己的工作是一件很重要的事。每一位社会新鲜人在找工作时，都要谨记"选择你所爱的，爱你所选择的"，不要"做一行，怨一行"。

（3）运动不足：现在的上班族大多待在办公室里，不是坐在电脑前做文书工作，就是在会议室开会，加上工作时间都太长，所以普遍运动缺乏。适度的运动可以调高身体运作的效率，而且发炎的话也会是速战速决、干脆利落；如果运动不足或过度，则会让发炎趋向失衡。

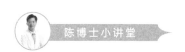
陈博士小讲堂

### 晒太阳就能获得维生素 D₃

太阳晒得太少，除了会让人脸色苍白之外，也会严重影响体内维生素 D 的合成，甚至干扰身体运作，有这问题的人其实极多无比。美国的西医界和自然医学界人士都注意到这个现象极为普遍，最简单的方法就是补充高单位维生素 $D_3$ 或是每天曝晒足量的太阳。至于要照射多久，那就要看阳光强度而定，最客观的方式就是抽血检验血中维生素 $D_3$ 的浓度，以决定补充维生素 $D_3$ 和晒太阳的照射量。

（4）作息失常：过劳最主要的成因就是作息严重失常，很多人每天工作12小时，甚至有人每天工作16小时。我认为最标准的工时是8小时，一般人所谓的朝九晚五，指的就是工作8小时，中午吃饭和午休加起来1小时。美国人是我见过最彻底遵守工时8小时的族群，以前我住西雅图的新社区，看到建筑工人每天早上7点、8点就开始工作，下午4点一定准时收工，然后回家去划船、慢跑、健步走、滑雪、登山等，到了周末就聚餐、唱歌、逛街、割草、洗车、修车、上教会。西雅图的夏天，下午9点多太阳才下山，所以下午4点收工之后，还有5个小时天是亮的，还可以从事很多休闲活动。相较之下，台湾人的休闲时间就少很多。如果不喜欢自己的工作，至少下班之后从事自己喜欢的休闲活动，多少也有平衡身心的效果。

所以，我在美国诊所时，常常要求患者尽量履行我发明的"三八策略"，也就是工作8小时、休闲8小时、睡觉8小时，这是最好的时间分配了！可惜，在忙碌的现代化社会，很多人达不到这个标准，甚至在全球经济不振的压力下，现在连美国硅谷的工程师也开始面临加班的压力，工作到晚上7点、8点，甚至10

点，时有所闻，这严重影响了他们的生活作息，也影响了他们的健康。

"三八策略"是我认为最佳的作息分配，而且睡眠时间最好要横跨晚上11点到凌晨3点之间，因为根据中医理论，这4个小时是肝胆经运行的时间，而根据生理学的学理，这段时间是肝脏运作最旺盛的时候，应该躺平睡觉，让身体好好地排毒与修复。如果错过这个黄金睡眠4小时，身体的修补就不能很有效率，发炎就容易失控，早上起床就容易精神不济，再多睡几个小时都不能补足体力。所以，最晚的入睡时间，应该在晚上11点之前，睡足8个小时之后就会自然醒来。有些人需要9小时，有些人7小时就可以，睡眠长短因人而异，但以睡醒时精神饱满、不想再睡为判断原则。

（5）毒素太多：影响身体的毒素很多，有些是我们自己产生的，例如激素代谢中间产物、肝脏排毒中间产物、大肠坏菌产生的毒素，有些是不小心吃进身体里，例如塑化剂、三聚氰胺、双酚A、二噁英、农药；有些是碰到或是吸入，例如汽车废气、工厂废气、装修建材的有机溶剂等，不论是什么类型的毒素，一旦体内有毒素，就会产生干扰，影响身体的生命力与复原力，发炎和过劳都会因此恶化。

## 过劳是肾虚的一种现象

很多人都听过肾虚，到底中医说的"肾虚"是什么？其实，从西方的生理学与病理学角度来看，中医肾虚指的可能是脑垂体、肾上腺、肾脏、膀胱、生殖系统等一连串器官衰退所引起的症状。对一般上班族或年轻人而言，最常见的肾虚就是肾上腺功能衰退，换成一般人可以理解的语言，那就是过劳。根据我的临床经验统计，现代的城市上班族中有一半以上的人有肾虚的问题。

为什么现代人普遍都会肾虚呢？除了前面提到的工作压力太大、工作时间太长、作息不正常，加上饮食不均衡外，还有一个很重要的原因，就是先天的体质太差。现在20～50岁的青壮年比上一代长辈年轻时的体力还要差，可以说是一代不如一代了。为什么会这样呢？我在《吃错了，当然会生病》一书中曾提过，过去饮食中的人工添加物、化肥、农药、环境污染比较少，因此当今的老年人在他们年轻时，饮食、环境都比现在的年轻人更好，体能锻炼也更足，所以他们的身体底子比较好，反而是现在的年轻人，从母胎到成长过程中受饮食与环境污染的影响较大，先天上体质较弱，再加上后天饮食不良、生活作息混乱，当然就容易肾虚了。

想知道自己是否有过劳风险，只要检测自己的肾上腺激素（有没有肾虚）就可以看出端倪了。检查肾上腺功能的方式有下面几种：唾液测试、瞳孔缩放测试、体位性血压测量、中医把脉检测等。

病源

过劳→加重肾虚→发炎急速失控→器官更脆弱

通过中医把脉和肾上腺功能检查，我统计现代城市年轻人至少一半以上有肾虚和过劳的现象。睡眠不足和压力太大最容易刺激肾上腺激素的分泌，长久下来，肾上腺的功能就会衰退，肾上腺激素就会分泌不足，临床症状就是疲倦、酸痛、头晕、畏寒或怕热、免疫力低下、过敏等，这些都是肾虚与过劳的共通症状。如果微小的警报不放在心上，继续虐待身体，那么受损的组织无法修复，又会继续扩大范围，更深层地干扰发炎机制，导致发炎反应急速失控。如果这个失控，发生在心脑血管，就会造成器官脆弱，摇摇欲坠，一旦压垮骆驼的最后一根稻草压下来时，就会引发心脏病或脑卒中而猝死，这就是最常见的过劳死的病因。

　　另外，过劳的人还容易死于败血症，这也和发炎有关系。因为长期过劳的人，体内的免疫系统处于一个持续衰退与容易混乱的状态，所以一旦有病菌入侵血液循环，身体便无法招架，没有足够的健康白细胞来击退病菌，整个发炎机制受到严重拖累，常常不小心患上感冒或受伤，就在几天之内去世了。

 陈博士小讲堂

### 败血症成为台湾人重大死因之一

　　两年前，我间接认识一位在美国加州硅谷工作的工程师，被派回中国台湾的新竹科学园区工作，有一天因为发烧不舒服住进医院，在短短的两天之内就死亡了，死因是败血病，死时才36岁，周遭的人都很错愕。

　　2011年年初上海国际知名会计师事务所，有一位25岁的交大毕业女高才生，因为高烧不退住院治疗，但没几天就因为脑膜炎引发败血症不治。这位女孩曾用手机给友人发出"最近只要有空档就发烧"的信息，这表示当身体过劳不堪负荷时，多少会有一些警告信号。

但问题是，我们意识到这种警报的严重性了吗？愿意停下脚步了吗？"休息，是为了走更长远的路！"这句话，对于过劳工作者而言，是一句值得谨记在心的座右铭，而且应该时时奉行。

长期过劳的人，一旦遭受病菌感染，容易造成发炎失控，严重时可能会引发器官衰竭、血压下降、休克，甚至死亡，这就是败血症。根据统计，2007 年台湾十大死因的第十名就是败血症。整体而言，之所以会出现败血症，通常和免疫力低下有关系，青壮年最常见的败血症就是因为过劳所引起，而老年人则往往是因为慢性疾病缠身，例如糖尿病晚期、肝硬化、肾衰竭、癌症等。

为什么叫败血症呢？顾名思义，就是白细胞节节败退，不能抵挡细菌的侵袭。当体内的白细胞无法对抗外来的病菌，身体会有代偿作用，也就是会制造更多的白细胞来对抗病菌，好比战争失利，正规部队节节败退，只好征招少年军支援，但是连正规部队都打不赢，派那些未经训练的少年怎么打得赢呢？所以，虽然体内白细胞数量大增，但却是一些不成熟的白细胞，所以极容易造成发炎失控的现象，最后常以器官衰竭收尾。

败血病是一个死亡率极高的病症，每两个被判定败血病的人，就有一个人会死亡，而且即使存活下来，后遗症通常也很严重。诊断败血症主要有下面四个指标：心跳加速、体温上升、呼吸加快、白细胞数目增加，只要符合其中两点，再加上有感染源，就是败血症。

败血症引发的后遗症都很麻烦，例如若是造成肾衰竭，则以后要洗肾；若是呼吸衰竭，则以后要插呼吸器；若是脑缺氧，则会变成植物人；若是四肢坏死，则要截肢；等等。这些都是非常可怕的后遗症，绝对不可掉以轻心。

# 给肾虚和过劳的自然医学处方

## 1. 睡眠充足

我一再强调"睡眠皇帝大",意思是所有的疾病疗法里面,睡眠是最基本,也是最重要的。一个人可以一个星期不吃饭,但不可以一个星期不睡觉,其实只要三四天不睡觉,人脑就会错乱,变得像精神病患者一样。世界上许多重大安全事故,都是员工缺乏睡眠造成的,例如切尔诺贝利核电站事故。

如果每天只睡几个小时,长期下来睡眠不足,那就会形成过劳和肾虚,此时的身体运作处于很缺乏效率的状态,器官的损害会持续恶化,因为器官组织的修补,主要是在睡眠中进行。

因此,避免过劳的第一守则就是好好睡觉。好好睡觉的疗效比吃营养品和吃药还要有效,而且不花半毛钱。

## 2. 补充营养素

最简单的方式就是适量地补充高品质天然营养品,例如天然综合维生素与矿物质、天然抗氧化剂(维生素C、维生素E、天然硫辛酸、植物生化素)、Ω-3脂肪酸(亚麻籽油、鱼油、海豹油),剂量因人而异,也因程度而异。

现代科技的发达使我们可以从食物或植物中取得高倍的营养浓缩或萃取,以弥补因为长期外食所带来的饮食失衡或是不正常饮食所造成的营养不足,同时可以修补因为过劳、肾虚所造成的器官慢性衰竭,恢复器官的正常功能,避免发炎失控。

### 3. 多喝粉姜茶

粉姜茶可以快速补充肾上腺皮质醇的前驱物质，以恢复肾上腺功能，对于肾虚与过劳有立竿见影的效果，是给身体过劳者最好的饮品，但不能天天服用，必须间断地喝，例如一周只喝两三天，如此一般不会造成参类吃太久而产生燥热的副作用。至于粉姜茶的做法，尤其要注意千万不要用煮的做法，而是用闷的做法才能发挥最大效果。

### 4. 严守抗发炎饮食

过劳者最脆弱的就是心血管了，因此在饮食上一定要记得多吃好油、避开坏油（参见《吃错了，当然会生病》），避免血管有动脉粥样硬化的可能，这样就能预防突发的心脏病或是脑卒中。另外，日常饮食也要严格遵守先前提过的"食物四分法"，维持适当的生熟比例，降低身体发炎的可能性。

### 5. 纾解压力

先前提过，过劳的人往往身心处在高压的状态，所以要避免压力累积，要定时找人倾诉心里的苦闷，这个人可以是亲朋好友，也可以是专业心理辅导人员。另外，音乐疗法、适度运动、宠物疗法、按摩疗法、泡澡都可以帮忙解压，进而可以降低过劳的风险。

### 6. 运动

过劳的人平时可以多练习腹式呼吸、八段锦、太极拳等身心合一的和缓运动，几个月之后就可以慢慢看出效果。至于有氧运动则要量力而为，必须控制在最大心率的65%以下。

## 7. 实行三八策略

工作8小时、休闲8小时、睡眠8小时是最符合人体作息的时间安排，可是现代人因为种种因素难以做到。若真的不得已要超时工作的话，也务必记住，宁可减少休闲时间，也不要去压缩该有的睡眠时间。

## 8. 避免毒素入侵

把可能进入体内的毒素降到最低，例如戒烟、戒酒、戒咖啡、少吃有农药的蔬果、少吸入有机溶剂或汽车废气等，都是减少毒素进入体内最基本的方法。

另外，最好可以戒掉含糖饮料，以及动不动就吃西药的习惯，这些都会造成毒素在体内累积，增加肝脏负担，并在肝脏解毒过程中产生过多自由基，促使身体发炎，进而损伤细胞与组织，影响全身健康。

# 女性不孕，当心生殖器官发炎了！

俗话说："不孝有三，无后为大。"不孕不育，在现代的社会中相当普遍，平均每七对夫妻中就有一对不孕不育，因此这也成为不少东方已婚妇女的压力来源，因为传统观念总是将不孕怪罪到女性身上。

事实上，无论是根据人口统计或不孕症门诊统计，造成不孕不育的比例几乎是男女各占一半！而且，你知道吗？造成女性不孕的原因主要发生在输卵管和卵巢，它们也都和发炎有关。

## 什么叫作不孕？

全世界的生育率都在下降，台湾的生育率又是全世界最低，平均每对夫妻只会生出0.9个孩子。有人说，现在台湾年轻人不想生小孩，是因为养儿育女的费用太高，或是注重自我享乐的丁克族（DINK）越来越多。其实，在如此的低生育率背后，有一个医学上的倾向，代表的是有很多人深受不孕的困扰。

什么叫作不孕呢？严格的定义是，结婚后维持正常的行房方式和频率（频率视国情各有不同），通常一年内会有84%的夫妻怀孕，两年内有92%以上的夫妻怀孕，也就是说结婚两年内，维持正常的行房和频率下，仍然没有怀孕，就会被列为不孕。

为什么会不孕？我们可以从英国进行试管婴儿的夫妻统计数据中发现，有一半的原因来自女性无法受孕，另一半则是男性的问题。根据英国的统计数字，不孕症的原因30%来自女性，30%来自男性，10%则是男女都有问题，25%是未知原因，5%是其他原因。不孕，对于所有的现代男女来说，都是一个头疼的问题。

## 女性不孕，先检查输卵管和卵巢！

男女的构造不同，不孕的原因也不一样。要了解女性为什么会不孕，首先要先了解受孕的过程。

卵子在卵巢成熟后，每个月或每个周期会排放出来；卵子从卵巢排放出来后，会被输卵管吸入。被吸入的卵子如果在输卵管遇到精子，就会形成受精卵，然后转移到子宫着床，形成胚胎，慢慢形成胎儿，这就是受孕的过程。

子宫，顾名思义就是孩子的宫殿，所以在正常的情况下，受精卵会在子宫着床。如果受精卵在输卵管着床，则为宫外孕，这是很危险的，因为输卵管非常狭窄，胚胎慢慢长大，就会撑大输卵管，如果撑破了，就会大量出血，要是不赶紧进行手术止血，就有生命危险。

一般来说，医生检查女生不孕症，会检查两个部位：输卵管和卵巢，看输卵管通不通、卵巢有没有排放卵子。

如果输卵管不通或卵巢不排卵，常常是因为这两个生殖器官已经慢性发炎了，例如子宫内膜异位、盆腔炎，以及多囊性卵巢综合征等疾病。因此，想要成功受孕，就必须先针对这些疾病治疗，这才是根本的解决办法。不要动不动就做人工受孕，因为人工受孕的准备期常常要注射很多人工激素，我有很多患者到头来不但没有成功受孕，反而遭受了许多严重后遗症，这些都是求子心切的年轻女性事先没预料到的。

## 哪些因素会影响女性受孕？

女性除了器官上的病变之外，年龄、毒素、性病，以及大脑的下丘脑等因素也会影响受孕。下面我将逐一说明。

（1）年龄越大，怀孕越不易：从三十几岁起到更年期，受孕率逐年降低，停经后就更不可能怀孕了。

（2）环境毒素影响大：抽烟是最明显的例子，其他比如二噁英、壬基苯酚、多氯联苯等环境毒素，以及进行过化疗或吸毒等，都会伤害身体，导致不孕。卵子是很敏感的，当有毒的东西进入身体时，就会影响受孕。

（3）性病问题要解决：在美国，性病泛滥，需要相当注意，因为性病会对生殖器官产生一些影响，同时也会导致女性不孕。所以一定要接受医生的治疗，才不会衍生更多的问题。

（4）大脑的下丘脑很重要：下丘脑是大脑中的一个构造，如果出现问题将无法分泌促滤泡成熟素（FSH）和黄体刺激素（LH）等激素，也就不能刺激卵巢及子宫去分泌该有的激素，这样也会影响受孕。

（5）停经年龄太早：现在有些人40岁出头就停经，甚至我还遇过好几位患者二三十岁就停经，这都表明身体太虚了。身体其实很聪明，如果身体很虚弱，就会选择不排放经血，因为月经会把身体组织排放掉，是非常耗损体力的。

临床上，可以通过传统的"滋补身体"的方式，让太早停经的女性恢复月经，例如四物汤就是一个很简单的药方。只要成功地调理好体质，卵巢就可以继续排卵。

病源

原来是输卵管和卵巢发炎了

### 1. 输卵管不通、发炎的常见疾病→子宫内膜异位、盆腔炎

有一种不孕的情形是，卵子虽然已经和精子相遇，但因为输卵管不通或阻塞，让受精卵无法到达子宫，以至于无法正常受孕。

常见的输卵管不通、输卵管发炎的疾病，主要就是子宫内膜异位和盆腔炎。

## 子宫内膜异位

顾名思义，就是子宫内膜不在它正常的位置上，而是出现在子宫以外的部位。子宫内膜有特殊的构造，每个月或每个周期内当受到激素刺激时便会增生，如果未受孕就会崩落出血，从子宫顺着阴道排出体外。

万一子宫以外的组织出现了这种特殊的子宫内膜组织的话，每个月就会受到激素的刺激，产生不正常增生和不正常的崩落出血，那就非常麻烦了，因为无法被排出。

事实上，子宫内膜异位就是一种发炎现象，最常发生在卵巢和输卵管，少数也会出现在腹膜、大肠和膀胱，甚至还有曾经出现在肺脏的情形。

**子宫内膜异位示意图**

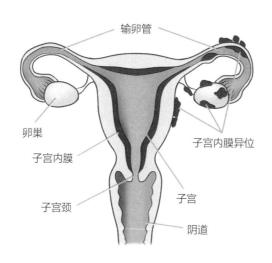

当子宫内膜发生在子宫以外的部位时，由于血块变成瘀血囤积体内，无法顺利排放出去，久而久之变成像巧克力一样的黏滑浓稠膏状，颜色也像巧克力，这就是子宫内膜异位俗称"巧克力囊肿"的由来，虽然名字听起来很浪漫，但其实是很不舒服的。

万一子宫内膜异位长在输卵管里，黏稠的"巧克力"就会堵塞输卵管，进而影响受孕。

**骨盆腔内有黏液**

有一种特殊的情形是，输卵管内虽然没有出现子宫内膜异位，但里面有液体，医院的仪器却检查不出来，这时候输卵管看起来通畅，但仍然不受孕，其实这是因为里面的液体没被检查出来。这种情形，中医的说法是"气滞血瘀"或"痰饮"，中医的说法比较抽象，但比较贴近实际状况。例如体内如果产生循环障碍或分泌过多黏液，这些在西医里面都可能检查不出来，但中医都可以从望闻问切看出端倪。

举一个一般人比较容易理解的例子，如果喝冰水导致呼吸道不顺，或是气管里面稍微有痰，这些情况气管并没有阻塞，也算还通畅，但功能会受影响，把输卵管想象成气管，就比较容易理解。也就是说，从中医来看，气不顺都可以算不通了，更不用说是瘀血了。

另外，气虚者受皮外伤或开过刀之后，伤口在结疤时，皮肤组织有时会过度增生，形成蟹足肿的状况。这样增生的情形发生在皮肤上还好，顶多只是伤口处不好看，但如果发生在骨盆腔的话，就容易导致不孕。万一组织增生发生在输卵管，情形就更为严重了，因为输卵管里面的空间本来就很窄，一旦组织增生就很容易堵塞。

**骨盆腔发炎**

骨盆腔内的任何器官发炎，也就是当输卵管、卵巢、子宫、子宫颈和阴道发炎，都可叫作盆腔炎或骨盆腔发炎，这也是很普遍的现象，例如传染病、性病、泌尿道感染等，都可能造成细菌进入骨盆腔，导致骨盆腔发炎。其实女性的骨盆腔很容易发炎，如果发生在输卵管，会使卵子或受精卵无法到达子宫，当然就会导致不孕。

## 2. 卵巢发炎常见疾病→多囊性卵巢综合征

除了输卵管的功能会影响受孕外，卵巢也是很重要的因素。如果卵子不成熟、卵巢不排卵或是库存的卵子很少，每两三个月才排放一个卵子，虽然每个月都有月经来，但不是每个月都排卵，以上这些情形都会导致不孕，都必须要做详细的卵巢排卵测试。导致卵巢不排卵的成因中，最常见也是最主要的就是多囊性卵巢综合征。

**多囊性卵巢综合征**

大约在40年前，许多妇女看妇产科最常见的问题就是太容易怀孕，需要医师给她们避孕药物或方法。曾几何时，现在许多妇女看妇产科却是因为不孕，需要医师给她们增加受孕的药物或方法。大家有没有想过，在农业社会，为什么很少有不孕的问题？因为那时候的家庭主妇除了料理三餐带小孩，还要做农活，身体都很粗壮，吃的也都是粗食。但是，现在的上班族女性，平时坐办公桌、吹冷气，糕点、饮料不离口。尤其是我看过很多科技行业的女性，更是脸色苍白、弱不禁风，饮食精制成为常态，肚子一饿，动不动就会头晕或脾气失控，吃饱后又会想睡觉，和村妇形成强烈对比，两者的生育率也与形成强烈对比，有没有人仔细思考过原因在哪里？

事实上，多囊性卵巢综合征的成因与精制饮食和缺乏运动大有关系。现代女性中5%～10%有多囊性卵巢综合征，是相当普遍的疾病，只不过症状不明显，大多数女性也不晓得自己患了此病。仔细观察会发现，这些患者多半会因为体内雄性激素（睾固酮）分泌旺盛，导致体毛过多、长胡子，另外还有月经不容易来、血糖不稳定等症状。接下来，我就来说明不孕和饮食、运动的关系。

（1）吃大量精制淀粉：为什么我说多囊性卵巢综合征和现代人食用大量的精制淀粉有关呢？因为吃了过多的米饭、面包等精制淀粉，如果没有通过运动来消耗，就会转成小腹和腰部的脂肪。而长在小腹和腰部的脂肪是最不好的脂肪，因为对胰岛素不敏感，医学上称为"胰岛素抵抗"。

一般说来，淀粉在人体内会分解成葡萄糖，血液中的葡萄糖会借由胰岛素送至全身细胞。由于全身以腹部细胞对胰岛素抵抗最明显，使得葡萄糖无法顺利进入腹部细胞，身体就会分泌更多的胰岛素，设法把葡萄糖送进腹部细胞，如此胰岛素就会大量分泌，长期下来，胰腺的胰岛就会疲乏，疲乏的胰岛就不能够分泌足够的胰岛素，因此血糖就会逐渐升高，最后形成糖尿病。

虽然多囊性卵巢综合征的人还没有到糖尿病的阶段，饭后血糖也在正常值里面，但多囊性卵巢综合征的人却会因为胰岛素抵抗，分泌大量胰岛素，而大量的胰岛素会刺激卵巢分泌过量的睾固酮，当睾固酮过高时，会抑制卵子排出，会演变成卵巢不排卵，这就是多囊性卵巢综合征的患者不能够顺利受孕的主因。

（2）缺乏运动：当身体在做大肌肉收缩的运动时，会打开肌肉细胞的细胞膜，让血糖容易进入，因此身体不必分泌大量胰岛素来做同样的工作（把血糖送入细胞）。也就是说，大肌肉收缩可以降低胰岛素抵抗、减少胰岛素分泌、稳定血糖，使人不容易得多囊性卵巢综合征或糖尿病。很可惜，现代人的运动量普遍缺乏，导致血糖控制不佳。

总之，现在女性因为饮食精制、运动量较少，导致血糖不稳，在还没到达糖尿病的阶段，就直接先形成多囊性卵巢综合征，绝大多数的民众甚至医学专家都还不清楚这个来龙去脉，所以血糖失控的现象越来越普遍，甚至很多人身受其害。其实，如果搞清楚了，就很容易治疗。要附带说明的是，血糖不稳定并不一定会变成糖尿病，我估计生活在城市的成年人将近一半有血糖不稳定的现象，而目前的糖尿病患者占所有成年人的8%～10%。

处方

## 给女性不孕的自然医学处方

### 1. 子宫内膜发炎的自然疗法

子宫内膜异位可视为一种发炎，与饮食有密切关系，因此自然医学在治疗子宫内膜异位的时候，首先会从调整吃进嘴巴的食物开始，另外也有一些专业处方。

**饮食建议**

（1）严格禁食乳制品：不管是乳酪、牛奶及任何含乳制品的产品，甚至是含乳酪、牛奶的面包与比萨饼等，全部都要严格禁止。临床上发现，很多东方人到美国留学后，由于大量食用乳制

### 女性不孕过程示意图

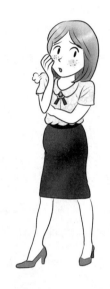

女性不孕，就是生殖器官发炎了！现在女性因为饮食精制、运动量较少，很容易让生殖器官发炎，最后就会导致不孕

精制淀粉吃太多、运动量缺乏
→脂肪囤积在腹部
→腹部脂肪对胰岛素不敏感（称为胰岛素抵抗）
→为了有效降低血糖，胰腺只好制造更多胰岛素
→过多胰岛素刺激卵巢分泌睾固酮
→睾固酮增多使卵子不易排出
→演变成多囊性卵巢综合征
→造成不孕

### 多囊性卵巢综合征示意图

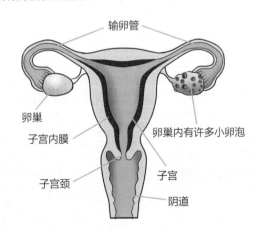

输卵管

卵巢

子宫内膜

卵巢内有许多小卵泡

子宫颈

子宫

阴道

品，容易发生子宫内膜异位。

（2）少吃动物性脂肪：动物性脂肪含有雌激素，例如肉品、牛奶等都是容易储存雌激素的食物。现代畜牧业为了提升产值，可能会施打人工激素或是把人工激素添加在饲料当中，这些人工激素会留在动物体内，女生把这些肉类和脂肪吃下肚子后，会变成体内含有过多的雌激素，以至于刺激身体构造（通常是第二性征的部位）不正常地增生，这些女性的第二性征器官（卵巢、子宫），甚至乳房就会乱长东西。

激素容易囤积在脂肪里面，难道因此都不要吃脂肪吗？人体是需要脂肪的，摄取不足也会出问题，因此我建议少吃动物性脂肪，多吃植物性脂肪，例如苦茶油、椰子油和橄榄油等这类冷压的油脂，不容易会有人工激素的问题。

（3）补充天然营养素：子宫内膜异位算是一种发炎，因此需要补充足够的维生素C、综合维生素及维生素B群。其中，维生素C最重要，一定要大量补充，甚至还可以吃到身体能忍受的最大剂量，也就是会拉肚子的剂量。健康人一天只要1～2克的维生素C就足够，若子宫内膜异位或身体发炎时，要吃到6～10克，才能够抗发炎。

（4）多吃蔬菜水果：蔬果含有丰富的维生素、矿物质和纤维，平日就该多摄取，但要吃有机蔬果，绝对不要吃含有农药的，因为很多农药或环境污染物的分子构造类似人工激素，也会导致子宫内膜不正常增生。我有一位患者吃素却也罹患了子宫内膜异位，就是农药和环境污染物造成的。同时，膳食纤维会抓取肠道内的毒素，甚至人工激素，从粪便中排出。所以，提高饮食中的膳食纤维量，对子宫内膜异位也是相当重要。

（5）补充肠道益生菌：让消化道好一些，菌丛平衡，排便顺畅，也是治疗子宫内膜的重要方法之一。因为我临床上发现，当胃肠道功能好，卵巢、输卵管、子宫的功能和构造都会跟着变好。

### 自然医学专业处方

（1）蔓荆子：蔓荆子是欧美自然医学妇科常用的草药，做成酊剂滴到嘴巴，会刺激大脑的下丘脑分泌黄体刺激素，使卵巢的黄体产生助孕激素去抑制雌激素，让子宫内膜异位不易增生出血，对身体具有保护性。中药也有蔓荆子，但中医很少用，即使用也是用来处理急性的问题，例如感冒。但是自然医学使用蔓荆子需要3~6个月的治疗期，才能看出效果。两者使用方法不同，所以能够治疗的疾病也就不一样，这是由于同一种药用植物，在不同文化发展之下，所演变出来的不同使用方法。

（2）特尔斯卡配方：特尔斯卡配方（Turska's Formula）是一种老自然医学医师治疗癌症的特殊配方，里面含有四种欧美草药（Aconite、Gelsemium、Bryonia、Phytolacca），通常制成酊剂来使用。从药理学角度来看，癌症增生与子宫内膜异位增生所使用的药物是相似的。由于特尔斯卡配方里面的欧美草药略具毒性，不能随便使用，需要由欧美正统的自然医学医师开立处方才拿得到，治疗方式是一天三次、每次服用五滴。

（3）天然的激素疗法：自然医学疗法中，治疗子宫内膜异位最简便的治疗方法就是使用天然的女性激素，女性激素主要分为雌激素和助孕激素两大类，补充雌激素容易有副作用，最为人诟病的就是容易产生乳腺癌、心脏病、脑卒中等，因此临床上自然医学医师常用助孕激素，助孕激素对身体更有保护效果。

一般西医使用的激素是人工合成的，但自然医学医师更喜欢使用天然激素，例如直接从猪或马身上取得，或是从植物中提取，转换成跟人体内一模一样的激素。身体对于天然的激素接受度高，效果会比较好，例如天然的甲状腺素和天然的助孕激素，在临床上我都看到过不错的效果。

天然的助孕激素可以做成像牙膏一样，大约56克的条状乳膏，在月经来潮第10天到28天时，涂抹在脖子、肚子或手腕等细皮嫩肉的部位，通过皮下吸收。如果嫌麻烦的话，也可用吞胶囊的方式，大约一天的剂量是50～200毫克，服用时间一样是月经来潮第10天到28天。不管是涂抹或吞服，症状比较轻微的，可以在第15天到第28天使用。

### 2. 盆腔炎的自然疗法

盆腔炎的症状是下腹部疼痛、腰酸背痛、月经过后劳累、行房后疼痛加剧、月经失调、白带或身体发热等症状。盆腔炎的意思是骨盆腔里面的器官在发炎，由于盆腔炎涵盖范围非常广泛，必须要找到发炎的器官，才能对症下药。不过，这些妇女器官如果发炎，用西医消炎止痛的方法，其实效果有限，如果用中医的汤药来治疗的话，就有比较好的效果，而且副作用较少。我建议有盆腔炎的人可以走中医路线，让中医先诊断你的体质和症状到底属于湿、热，还是虚、寒，然后再以喝汤药的方式来治疗。

"慢盆汤"是治疗盆腔炎很常用的处方，包括赤芍、川芎、五灵脂、蒲黄、元胡、红藤、败酱草、蒲公英、乌药、川楝子、甘草、半枝莲、土茯苓。慢盆汤可以说是中药最难吃的一个药方，因为里面有五灵脂，很多人不知道五灵脂是什么，其实就是复齿鼯鼠的干燥大便，这种鼯鼠会滑翔，平时常吃松子或松叶，它的粪便因此有活血化瘀的作用。如果真的很难入口，可以请中医师把五灵脂、蒲黄这两味最难吃的药材拿掉，调一个味道比较好、但效果弱的药方，然后再加上抗氧化营养品，并避开坏油只吃好油，例如大量维生素C加天然黄酮，以及只用耐高温的苦茶油烹饪等，这样治疗的效果也还不错。如果在美国，可以找自然医学医师进一步看诊，效果会再加倍。

### 3. 多囊性卵巢综合征的自然疗法

由于多囊性卵巢综合征和胰岛素、血糖密切相关，因此可以采用自然医学治疗糖尿病的方法，也就是从饮食和运动着手。饮食和运动是治疗糖尿病最有效的方法，但我所说的饮食和运动，和一般西医糖尿病健康教育的饮食和运动，有相当程度的不同。

**改善饮食比例**

必须要熟记每种食物的升糖指数，尽量避开高升糖指数的食物，例如糕饼、面包、白饭等精制碳水化合物，而改吃低升糖指数的食物，例如蔬菜、粗食、好油、优质蛋白质食物等。另外，务必落实"食物四分法"，但糖尿病和多囊性卵巢综合征患者，我建议淀粉摄取要控制在1/8左右，并吃大量的蔬菜、水果、好油及优质蛋白质，让血糖稳定。

**规律运动**

每天进行大动作、大肌肉收缩的运动3小时以上，例如健步走、慢跑、爬山、游泳。以前的人为什么不容易得糖尿病，除了饮食比较粗糙之外，每天都有大肌肉收缩的运动，例如种菜、耕田、走路、捕鱼、狩猎，这都是关键。很多人其实不晓得，不孕和血糖有关联。现代女性不孕除了与发炎有关之外，有很大比例是血糖不稳所造成的，如果使用糖尿病疗法，也就是调整饮食，提高运动量，把血糖控制好，就能有效的治疗多囊性卵巢综合征，提高受孕的概率。

陈博士小讲堂

### 许多妇科疾病也会造成不孕

影响女性不孕的原因，还包括卵巢长肿瘤、子宫曾经开过刀、子宫肌瘤很大、子宫变形等都会影响受孕。另外，如果先天性子宫颈狭窄，会让精子无法通过；或是身体对精子产生抗体，让精子未到输卵管就被杀死。以上提到的这些状况，只能使用体外受精、人工受孕的方式来进行试管婴儿。至于，阴道太过敏感，一接触就会痉挛，连铅笔大小的东西都无法进入而导致无法行房，当然也会造成不孕，但可通过训练改善。


## 男性不育，从抗发炎的角度处理就对了！


有部电影叫作《当哈利遇上莎莉》，讲述了男女之间的相遇和结合并不容易，其实精子和卵子也是如此。每个新生命都是由精子和卵子结合而诞生，都是非常珍贵难得，途中要经过层层障碍，最后能够到达终点，都是亿中选一的佼佼者。根据统计数字来看，造成不孕的原因男女各半，所以并不能只怪女性或男性，必须客观查证。男性不育最常见的原因是精子品质不好，而精子品质日益下降的原因，除了环境毒素之外，还有一个最常被忽略的问题，那就是睾丸的静脉曲张。

## 想成功受孕，精子要碰得到卵子

众所皆知，精子要跑进卵子里才会形成受精卵，但这段路途非常遥远。

精子从被制造开始，到出发前往和卵子结合的旅程，得经过重重关卡，包括男性的睾丸要先制造优质精子，精子被送到附睾储存，之后通过输精管到储精囊的管腺中与精液的其他成分会合，再经过前列腺、尿道，送至女性的阴道中，然后在输卵管遇见从卵巢慢慢移动出来的卵子，最后就如同冲天炮一样往前冲，只有跑在第一名的精子才有机会和卵子结合。也就是说，现在的每个人都是第一名，都是最好的，都是千万中选一的，所以说生命何其珍贵，每个人都是最优秀的！

## 男性不育，睾丸静脉曲张是常被忽略的原因

现代男性不育的原因，是因为精子品质不好、数量不足，甚至没有精子，但是为什么精子品质不好或数量会不够呢？除了我在《吃错了，当然会生病》中所提到的环境毒素因素会造成精子数目急遽下降之外，另一个原因就是睾丸静脉曲张，更精确的医学名称是精索静脉曲张。这是一个很常见但又常被忽略的男性问题，因为造成的原因是久坐久站和饮食中抗氧化剂缺乏，而这两者都是现代上班族的通病。

虽然严格来说，静脉曲张并不是发炎，但它是因为抗氧化剂

缺乏导致的结缔组织脆弱所引起，和抗氧化剂缺乏会导致身体容易发炎的成因几乎一样，所以我们可以和其他发炎疾病一并来看待与讨论。

精索静脉曲张有多么普遍呢？台湾的新兵体检，发现大约10%～15%的年轻男性有这个问题。临床上，50%～80%的精索静脉曲张患者精液检查都是不正常的，而且会有睾丸局部酸胀、坠痛、有沉重感，严重的还会有间歇性疼痛，疼痛感还会放射至小腹和大腿内侧及腰部，尤其行走或劳动过后，症状会再加重。

睾丸是制造精子的地方，动脉会把新鲜的血液、养分和氧气带进来，静脉则会把细胞的代谢废物和二氧化碳带出去。如果睾丸的精索有静脉曲张的现象，要从静脉中回流到心脏的血液受到瓣膜的阻挡，会使得睾丸中的废物与脏血排不出去，也会造成温度上升，损害精子品质，导致精子数量减少，甚至睾丸萎缩，因而造成不孕。正常情况下，睾丸温度应该都要比体温低，精索静脉曲张会导致睾丸温度上升。

阴囊里面的静脉，正常直径为0.5～1.5毫米，若是大于2毫米就是静脉曲张。扩张的静脉初期是紫色的、细细的、弯曲曲的小血管，然后随着病情加重，就会膨胀得像蛔虫一样。95%的精索静脉曲张都发生在左侧睾丸，很多人无法理解，其实如果了解人体解剖构造，就会发现左侧睾丸的静脉与肾脏静脉相连，而且成一个直角，所以当肾脏发生病变时，会阻挡来自睾丸的静脉血液回流，使得血液再流至阴囊。反观右侧的睾丸静脉，回流到下腔静脉，所以和肾脏无关，而和肝脏有关，因为下腔静脉和肝静脉交接会合。

因此，左侧阴囊容易有静脉回流的问题，发生静脉曲张的概率比右侧阴囊大得多。如果两侧或只有右侧睾丸静脉曲张，就有些不寻常，也严重得多，有可能是肝硬化、肝癌或下腹腔肿瘤所引起，要更加小心，赶紧就医。

## 会不会受孕，有四大关键

了解男性不育的重要成因是睾丸静脉曲张之后，接下来我们要回过头来，探讨一下所谓的高品质精子要具备什么样的条件。每一位成年男性随时都在制造精子，而且储存很多精子在附睾（不是在睾丸或储精囊，很多人都误解了）。我常开玩笑地说，每位男性都是亿万富豪，因为随时都有好几亿在身上，但这好几亿不是钞票而是精子。

成年男性随时都在制造精子，该分泌精液的时候，也要足量。优质的精子和精液容易使女性受孕，反之就可能不孕。有不孕不育症的夫妇去看不孕门诊，医生都会检查女性的卵巢和输卵管，而男性就是要看精液和睾丸了。我从"精液分析"的四大关键来逐一分析，让大家了解男性使女性受孕的基本条件。

### 【关键一】精子的总量要够多

男性进行不育症的检查时，一定会检查每次射出的精液有多少，里面的精子有多少只。目前世界卫生组织（WHO）的定义是，男性每次射出的精液容量最低标准为1.5毫升，精子约0.39亿个，其实这个标准一直在降低，因为现代人的精液和精子的"质"与"量"持续不断在衰退。如果每次射出的精液低于标准，很有可能是精囊堵塞。

世界卫生组织公布的精子浓度受孕标准从1940年的每1毫升有1.13亿个，直到几年前已经降到每1毫升有0.2亿个，而最新的2010年受孕标准更降到每1毫升有0.15亿个。据统计，男性的平均精子浓度每年以1%～2%的速率下降，而现在西方国家平均值已降到1毫升只有0.6亿个，50年来下降了一半以上。

为什么会这样呢？我在《吃错了，当然会生病》中很清楚说明人类精子数目下降的原因，这是我所谓"一代不如一代"最客观的写照。精子是全身细胞中最敏感又脆弱的，碰到环境毒素、农药、药物、放射线、人造食品添加剂等物质就会受伤，甚至死掉。2003年哈佛大学的《流行病学杂志》也指出，这些外来毒素进入体内后，常会以自由基的方式去破坏精子，自由基一旦接触到精子的细胞膜，就会破坏精子，所以要维持精子的数量，抗氧化剂（维生素C、A、E和矿物质锌等）及肝脏排毒非常重要。

### 【关键二】精子的品质要好

精液分析除了看精子数量之外，也要重视精子的品质，这就要从精子的形状和活动力两方面来评估。

• 形状：健康的精子很像一只头大、尾巴长的小蝌蚪，活动力相当旺盛，动个不停。如果有一些精子尾巴太短、没有尾巴，或出现两条尾巴、两个头，甚至头太大或头太小，都是不健康的精子。正常精子多少都会有一些发育变化或受损的，但比例不能太高。根据世界卫生组织在1989年定义的受孕标准，在精液当中，正常形状的精子至少要占总数的30%以上；2010年调整为15%；也就是说，正常形状的精子如果占总数15%以下，即有可能不孕。

•活动力：精子活动力很重要。通过显微镜观察，可将精子的活动量分成四个等级。第一至第三等级无法与卵子结合，只有像飙车族一样高速往前冲的第四级才是健康的精子，参见"精子活动力等级一览表"（见表4-1）。

表4-1　精子活动力等级一览表

| 精子等级 | 活动力表现 |
| --- | --- |
| 第四级 | 品质最健康，是直线飙车的小蝌蚪，好像赛车、喷气式飞机一样，冲得很快。 |
| 第三级 | S型路线的蛇行高手，这是因为存在缺陷造成的S型前进，会更浪费时间和精力，竞争力比不上第四级精子。 |
| 第二级 | 很卖力地游动，但是一直在原地打转。 |
| 第一级 | 静止不动，严重损害，可能已死亡。 |

**【关键三】精液成分要完美**

精液的成分中，只有10%是精子，其余为果糖、维生素C、白细胞、酶、锌、钠、柠檬酸、蛋白质、钙及水分等。其中，高浓度的矿物质锌，造就了精液独特金属味。我们来认识几个重要的成分。

•白细胞：精液中含有少量的白细胞，可避免受到细菌的破坏。但是，太多白细胞也不行。当1毫升精液中白细胞高于100万时，表示生殖器有细菌感染，可能是前列腺、储精囊或睾丸发炎。

•果糖：全身细胞几乎都用葡萄糖燃烧，尤其是大脑细胞几乎只用葡萄糖，但精液含有许多果糖。这是因为精子尾巴的动力来源不是葡萄糖，而是果糖，这是非常奇特的现象。

- 维生素C：维生素C有抗氧化的功能，可以中和自由基，保护细胞膜，避免细胞受伤害，是身体内最常用的抗氧化剂。如果精液里面配备高浓度维生素C，就可以保护精子免于受毒素的伤害。

- 锌：矿物质锌不但对人体的免疫系统和黏膜完整很重要，而且锌在男性生殖器官中，以高浓度、高密度的方式存在，例如前列腺液的锌浓度是其他体液的10倍，在精液里面更是如此，所以锌对男性的生殖功能来说，极为重要。若锌缺乏，生殖器官就会产生功能不足的现象，例如阳痿不举、前列腺增生或发炎、精子衰退、精液异常等。

### 【关键四】液化时间不快也不慢

精液在射出体外的瞬间，会从液状变成果冻状，之后就会启动前列腺特异抗体（PSA），这是一种蛋白酶，会把精液从果冻状态慢慢转化为液态，这段状态转化的时间叫作液化时间。正常在15～20分钟就会液化完毕，太快或太慢都有问题。

精液为什么瞬间变成果冻状，随后又慢慢液化呢？这又是一项巧妙的设计。精液射出体外瞬间变为果冻状，是为了让精子聚集在阴道里面；而精液随后液化，则是为了让精子游出来，往输卵管快速前进，与卵子相遇，所以这也就是为什么液化时间太快或太慢也会不易受孕的原因。

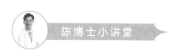
陈博士小讲堂

为什么精子要用果糖来产生动力？

医学研究已发现，全身细胞的线粒体中，只有精子细胞的线粒体含有能分解代谢果糖的六碳糖激酶，它可以把果糖转成果糖 -6- 磷酸，进入柠檬酸循环变成二氧化碳及水。所以，全身细胞几乎只有精子才有办法燃烧果糖，而且燃烧得非常有效率，让精子尾巴动得非常快，可以像喷射机一样，快速冲向卵子。

为什么精子要使用果糖燃烧产生动力，而不像其他细胞使用葡萄糖？这是因为果糖是很强的燃料，让精子可以快速燃烧，产生高倍能量。另外一个重要的原因是，细菌和念珠菌爱吃葡萄糖，女性阴道中有少量的念珠菌常驻其中，或是常含有其他细菌，如果精液使用葡萄糖作为动力来源，就容易使念珠菌滋生，甚至造成细菌感染。这又是大自然非常巧妙安排的另一实例。

<sub>病源</sub>

## 维生素C不足→瓣膜受损→精索静脉曲张→男性不育

身体的循环系统利用心脏的压缩，将血液从大动脉送进小动脉，再送到微血管，血液到了微血管，就不是靠心脏的力量继续往前，而是靠肌肉收缩，把血液从小静脉送到大静脉，最后再回到心脏。肌肉收缩时，该如何确保这些血液会往前走而不回流呢？这就必须借助静脉里面的瓣膜了。

因此，当瓣膜出现缺损时，血液就没办法有效率地回到心脏，于是会滞留在静脉，让静脉血管膨胀起来，很像蛔虫盘绕的样子，就是大家所熟知的静脉曲张。瓣膜缺损会导致静脉曲张，那又是什么原因造成瓣膜缺损呢？肇因始于结缔组织变脆弱。

大家已经知道，维生素C是强化结缔组织最重要的成分，可是人体并无法自行合成维生素C，如果饮食中的维生素C摄取不够时，结缔组织就会变得脆弱，瓣膜容易受损，当然就会造成静脉曲张，这种状况最常发生于男性的睾丸，以及女性的大腿后侧。如果男性有睾丸静脉曲张或发炎，那就需要大量补充维生素C来逆转，以免造成不孕。

处方

## 给男性不育的自然医学处方

睾丸静脉曲张或内生殖器官发炎就容易导致不孕，建议要避免久站久坐、养成穿宽松裤子的习惯，而且要补充大量的维生素C。

### 1. 日常穿着

我不鼓励男性穿三角内裤，也不鼓励穿紧身牛仔裤，如果穿三角裤加紧身牛仔裤那就更不好，整个睾丸被包覆起来，贴近体表，温度会升高，精子品质较差，另外血液回流也容易受阻，导致静脉曲张，这两个问题都可能导致不孕。我比较推荐穿四角内裤，而且外裤不要太紧。记得我在军中服役时，士兵的内裤都是四角形的，这不是没道理的。

### 2. 自然疗法

服用大量的维生素C除了可以强化结缔组织，以逆转静脉曲张，也可以缓解其他男性生殖器官的发炎，例如慢性前列腺炎及储精囊发炎，也可以提高精液的品质。总之，维生素C对男性的好处多多，和锌一样，号称对男性而言最重要的营养素。建议每天服用维生素C3～6克，等症状缓解之后，再酌量递减至每天1～2克。

**静脉中的瓣膜示意图**

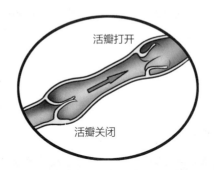

血液返回心脏途中，为了防止血液逆流，静脉中有"活瓣"，可以避免血液逆流。因此，当静脉瓣膜出现缺损时，血液就没办法有效率地回到心脏，于是就会滞留在静脉，让静脉膨胀起来，就形成了静脉曲张

## 3. 西医外科

在阴囊切一个小孔，将扩张的静脉结扎，阻止血液回流。不过，这么做是治标不治本，因为静脉曲张的原因没根除，下次一定会再复发，然后又要再挨一刀，如此反复，没完没了。

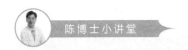

陈博士小讲堂

**睾丸静脉曲张的检查方法**

● 医生检查

去正式医院检查。例如，在台湾服过兵役的人都有一个很不

自在的经验，就是新兵体检时，大家脱光光、只穿一条内裤排队，轮到时要脱下内裤，医官就会用手去挤弄新兵的阴囊，检查里面的睾丸与附睾。很多新兵都搞不清楚为什么要做这种检查，医官也不会事先告知，其实就是要检查新兵有没有隐睾症，有没有精索静脉曲张。

● 自我检查

自己站在房间或浴室里，将裤子脱下，放松，让双睾自然下垂。睾丸下垂是正常，除非天气很冷或惊吓才会缩回去。接着，你用力地深吸一口气，然后憋气，将气用力地向下腹挤压，有点像憋气排便的感觉，如果阴囊皮肤出现蛔虫状的静脉，那就是精索静脉曲张了。

## 抗发炎问与答

这本书第一版发行五年以来，受到很大的回响，大家慢慢清楚原来大部分的慢性疾病都是由发炎失控开始，也知道错误的饮食和作息是导致生病的重要原因。以下收集了这几年来，我在演讲场合或网络留言上常被问到的问题，供大家参考。

**01** **很多生机达人都说，不要吃营养品，因为那是人工合成的，为了健康，我们只能从食物中摄取营养，陈博士你的看法如何？**

我们当然要尽量从食物中摄取营养，但很多食物由于化肥和养殖问题而营养素不足，而且有些疾病需要大剂量的营养，此时就有额外补充高单位营养素的必要。但请记得，一定要补充天然营养素，例如很多市面上的维生素B群和维生素E，是人工合成的，那就千万不要服用。

**02** **每天服用维生素C的时间，是早上好，还是晚上好？**

理论上，维生素C是白天服用比较好，因为会提振精神。但实际上，如果晚上服用不会影响睡眠，那我也建议睡前服用，可以在睡梦中修补受损组织。如果过多维生素C排放到膀胱，也可保护膀胱在睡梦中不受尿液中毒素的伤害。

## 03 大剂量维生素C可以治疗哪些疾病？

在欧美，大剂量维生素C常用于癌症、败血病、严重感染，有很多成功案例，例如新西兰有一位因猪流感病危的农夫亚伦·史密斯，经大剂量维生素C抢救回来，此案例极为轰动。口服维生素C大约一天20克就会超过肠胃吸收的极限，若是肠胃有障碍，或是因病情需要50克甚至100克的剂量，就必须由医护人员用点滴注射的方式进行。

## 04 黑心油泛滥，要如何自保？

2013—2014年，台湾连续曝出多起假油和黑心油事件，导致人心惶惶。其实，回锅油和馊水油在华人社会中，一直都存在，由于黑心油里面的自由基和裂解物质对人体会造成广泛的伤害，例如过敏、自体免疫性疾病、癌症、心血管疾病、内脏肿块……所以一般人除了要慎选油品之外，更要常常补充抗氧化剂，例如大量食用新鲜蔬果和补充维生素C，来保护细胞和脏器不受黑心油的伤害。

## 05 如何快速缓解鼻子过敏？

把卧房彻底打扫，彻底清除尘螨、霉菌、甲醛、花粉、蟑螂尸体或老鼠屎，并进行慢性食物过敏原抽血检测，避开食物过敏原。然后再不定时口含酌量的维生素C粉末和玫瑰花瓣萃取物，也可因体质需要补充谷氨酰胺、肠道益生菌和鱼油，如此一来，鼻痒、流鼻涕、鼻塞就会渐渐缓解。不过，如果以前曾服用类固醇药物，整个过敏缓解疗程就会拉长许多，所以要很有耐心。

## 06 为什么清水断食，是对抗发炎疾病最快速有效的方法？

身体在断食时，会启动危机反应，把浪费细胞资源的发炎反应自动消除。很多皮肤过敏、鼻子过敏、类风湿关节炎等发炎患者，在断食三天后症状大幅消退，就是因为这个机制，如果复食之后，避开过敏原和毒素，就可避免症状复发。身体累积毒素过多，也可使用清水断食，来达到快速排毒的效果。

## 07 如果不得已要熬夜加班或啃书，要如何保持身体不生病？

当学生难免要熬夜，或是上班族偶尔要赶工，要懂得每天补充维生素C6克，如此就可保持免疫系统和血管弹性在最佳状态，也可源源不绝促进肾上腺激素的形成，才不会在长期熬夜之后累垮而生病。

## 08 小孩常常感冒，如何预防？

常吃甜食、睡眠不足、维生素C摄取不足，是造成小儿感冒最常见的原因。如果平时可以避开甜食和饮料，每天睡足8小时，每天补充1～2克的维生素C，就不容易感冒。一旦感冒，每隔一两个小时补充0.1～1克维生素C，最好加一些紫锥花萃取物，感冒很快就会痊愈。另外，常吃感冒药也会造成免疫系统受干扰，而常常感冒，所以还是用天然方法治疗感冒比较好。

**09** 喝水在抗发炎和身体修复上，有何帮助？

身体绝大部分的生化反应，都必须在水溶液中进行，所以当体内水分充分时，身体的运作和修复就很有效率，反之，喝水不足，除了身体疲倦、体味较重、容易发炎之外，疾病痊愈得也较慢。幸运的话，如果可以喝抗氧化水，还有抗发炎的效果，一举两得。

**10** 眼睛的许多毛病，怎么用天然方法治疗？

干眼症、飞蚊症、过敏性结膜炎、视网膜病变、黄斑部病变、轻微青光眼、轻微白内障，都可以服用叶黄素和维生素C获得改善，轻微的甚至可以在一个月内逆转而恢复正常。剂量是前者每天30毫克，后者每天3～6克，我建议最好是粉末形式，用水冲泡服用。维生素C在此的作用除了当抗氧化剂之外，还可保护叶黄素不受自由基破坏。

**11** 有些专家说，常吃隔夜菜会导致癌症，这是真的吗？

叶菜类若当天吃不完，放入冰箱，细菌会将蔬菜里的硝酸盐分解成亚硝酸盐，如果遇到肉类里面的胺类，就会在体内形成有致癌性的亚硝胺。怎么办呢？很简单，解决的办法有两种：第一，少吃隔夜菜。第二，补充维生素C。因为体内若有足量的维生素C，可以使亚硝酸盐迅速在胃中分解，而阻止致癌物亚硝胺的产生。

# 三分钟慢性发炎指数调查

## 【大众版】慢性发炎指数调查表

| 你是否有以下症状? | 半年内出现频率 | | |
|---|---|---|---|
| 1. 常常觉得疲劳 | □A不曾 | □B偶尔 | □C经常 |
| 2. 睡醒之后精力不充沛，或还想再睡 | □A不曾 | □B偶尔 | □C经常 |
| 3. 觉得晚上睡得不够或睡眠品质不好，或有黑眼圈 | □A不曾 | □B偶尔 | □C经常 |
| 4. 白天会打瞌睡，例如搭公交车、开车、上课、开会、看电影时 | □A不曾 | □B偶尔 | □C经常 |
| 5. 每天工作超过12小时，熟睡少于6小时 | □A不曾 | □B偶尔 | □C经常 |
| 6. 有头晕或头痛的毛病 | □A不曾 | □B偶尔 | □C经常 |
| 7. 两年内曾经昏倒过 | □A不曾 | | □C是 |
| 8. 有耳鸣的毛病（非外伤引起） | □A不曾 | □B偶尔 | □C经常 |
| 9. 有失眠的问题 | □A不曾 | □B偶尔 | □C经常 |
| 10. 注意力不集中 | □A不曾 | □B偶尔 | □C经常 |
| 11. 记忆力减退、常忘东忘西 | □A不曾 | □B偶尔 | □C经常 |
| 12. 肌肉或关节发酸或发疼 | □A不曾 | □B偶尔 | □C经常 |
| 13. 肢体或皮肤发麻 | □A不曾 | □B偶尔 | □C经常 |
| 14. 身体内部发酸、发麻、发胀、发热、发寒或疼痛 | □A不曾 | □B偶尔 | □C经常 |
| 15. 休息时感觉到心脏在跳 | □A不曾 | □B偶尔 | □C经常 |
| 16. 爬楼梯比较没力气、容易喘 | □A不曾 | □B偶尔 | □C经常 |
| 17. 脖子和后脑勺有酸胀感觉 | □A不曾 | □B偶尔 | □C经常 |
| 18. 有消化不良或腹胀的问题 | □A不曾 | □B偶尔 | □C经常 |
| 19. 肚子有闷痛、钝痛、刺痛，或手压下去会不舒服 | □A不曾 | □B偶尔 | □C经常 |

| 你是否有以下症状？ | | 半年内出现频率 | |
|---|---|---|---|
| 20. 大便比较稀或是便秘 | □A不曾 | □B偶尔 | □C经常 |
| 21. 有恶心或想吐的感觉（怀孕不算） | □A不曾 | □B偶尔 | □C经常 |
| 22. 一年内肝指数曾超标，或五年内曾被诊断有肝炎 | □A不曾 | | □C是 |
| 23. 一年内感冒三次以上（三次也算） | □A不曾 | | □C是 |
| 24. 一年内有气喘发作 | □A不曾 | | □C是 |
| 25. 被蚊子叮咬，肿胀没有在两天之内消退 | □A不曾 | □B偶尔 | □C经常 |
| 26. 身体比较容易过敏，例如起皮疹、打喷嚏、流鼻涕、咳嗽 | □A不曾 | □B偶尔 | □C经常 |
| 27. 皮肤有湿疹、特应性皮炎、牛皮癣，或其他皮肤过敏现象 | □A不曾 | □B偶尔 | □C经常 |
| 28. 皮肤容易发痒、粗糙或增厚 | □A不曾 | □B偶尔 | □C经常 |
| 29. 容易掉头发 | □A不曾 | □B偶尔 | □C经常 |
| 30. 眼睛比较怕强光 | □A不曾 | □B偶尔 | □C经常 |
| 31. 半夜起床小便三次以上（三次也算） | □A不曾 | □B偶尔 | □C经常 |
| 32. 小便有灼热感、尿道发痒、尿频、小腹酸胀或腰痛 | □A不曾 | □B偶尔 | □C经常 |
| 33. 脸颊、额头、胸前容易有潮热（微微发红发热） | □A不曾 | □B偶尔 | □C经常 |
| 34. 指甲比较脆弱、剥落、有横纹或纵纹 | □A不曾 | □B偶尔 | □C经常 |
| 35. 刷牙容易出血 | □A不曾 | □B偶尔 | □C经常 |
| 36. 一年内有流鼻血 | □A不曾 | □B偶尔 | □C经常 |
| 37. 有静脉曲张的问题 | □A不曾 | □B偶尔 | □C经常 |
| 38. 脚后跟很粗糙 | □A不曾 | □B偶尔 | □C经常 |
| 39. 眼睛干涩、容易发痒或晨起有眼屎（有一项症状就算） | □A不曾 | □B偶尔 | □C经常 |
| 40. 口腔黏膜干涩，或常有溃疡疼痛（自己咬破不算） | □A不曾 | □B偶尔 | □C经常 |

计分方法：A是0分，B是1分，C是2分。

**【大众版】慢性发炎指数调查表**

**我的得分：** _____（这就是你的慢性发炎指数）

**检测结果**（共回答40题的男性或女性）

0~14分　目前可能没有慢性发炎问题，请继续保持。

15~29分　目前可能有轻度慢性发炎问题，建议落实抗发炎饮食，适量补充抗发炎营养素。

30~49分　目前可能有中度慢性发炎问题，建议熟读全书，并进行发炎检测，大量补充抗发炎营养素。

50~80分　目前可能有重度慢性发炎问题，尽快找医师确诊与治疗，并详读全书，除了大量补充抗发炎营养素之外，还要进行个别疾病的辅助治疗。

## 【成年女性】慢性发炎指数调查表

| 以下只限成年女性回答（未成年和停经女性不必回答） | 半年内出现频率 | | |
|---|---|---|---|
| 41. 经期不规律或有间歇性出血 | □A不曾 | □B偶尔 | □C经常 |
| 42. 经血太少或太多 | □A不曾 | □B偶尔 | □C经常 |
| 43. 平时有白色或黄色分泌物（甚至有异味） | □A不曾 | □B偶尔 | □C经常 |
| 44. 行房时感觉很干燥或疼痛 | □A不曾 | □B偶尔 | □C经常 |
| 45. 生殖器附近会发痒或有红疹，或曾被诊断念珠菌感染 | □A不曾 | □B偶尔 | □C经常 |
| 46. 月经来时身体会很不舒服或会很虚弱 | □A不曾 | □B偶尔 | □C经常 |
| 47. 小腹或骨盆腔里面有胀胀或酸痛的感觉 | □A不曾 | □B偶尔 | □C经常 |

计分方法：A是0分，B是1分，C是2分。

## 【成年男性】慢性发炎指数调查表

| 以下只限成年男性回答（未成年和六十岁以上不必回答） | 半年内出现频率 | | |
|---|---|---|---|
| 41. 性欲减退 | □A不曾 | □B偶尔 | □C经常 |
| 42. 清晨勃起的频率一周少于三次（三次也算） | □A不曾 | □B偶尔 | □C经常 |
| 43. 勃起的时间变短、硬度不够 | □A不曾 | □B偶尔 | □C经常 |
| 44. 行房时容易早泄 | □A不曾 | □B偶尔 | □C经常 |
| 45. 行房之后身体会很虚弱、不舒服，甚至容易感冒 | □A不曾 | □B偶尔 | □C经常 |
| 46. 平时阴茎根与肛门之间区域有酸胀甚至疼痛的感觉 | □A不曾 | □B偶尔 | □C经常 |
| 47. 睾丸有胀胀或酸痛的感觉 | □A不曾 | □B偶尔 | □C经常 |

计分方法：A是0分，B是1分，C是2分。

### 【成年女性或男性】慢性发炎指数调查表

**我的得分：** _____（这就是你的慢性发炎指数）

**检测结果**（共回答47题的男性或女性）

0~24分　目前可能没有慢性发炎问题，请继续保持。

25~39分　目前可能有轻度慢性发炎问题，建议落实抗发炎饮食，适量补充抗发炎营养素。

40~59分　目前可能有中度慢性发炎问题，建议熟读全书，并进行发炎检测，大量补充抗发炎营养素。

60~94分　目前可能有重度慢性发炎问题，尽快找医师确诊与治疗，并详读全书，除了大量补充抗发炎营养素之外，还要进行个别疾病的辅助治疗。

特别声明：本问卷只是初步症状筛选，不具任何诊断意义。如果得分偏高者，请到医院做全身健康检查，以确定疾病的部位与严重程度，并配合医师进行妥当治疗。

# 抗发炎概略图

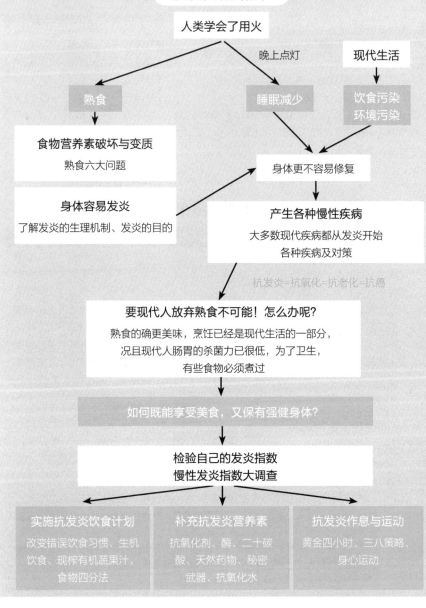

人类学会了用火

晚上点灯

现代生活

熟食

睡眠减少

饮食污染
环境污染

**食物营养素破坏与变质**

熟食六大问题

身体更不容易修复

**身体容易发炎**

了解发炎的生理机制、发炎的目的

**产生各种慢性疾病**

大多数现代疾病都从发炎开始
各种疾病及对策

抗发炎=抗氧化=抗老化=抗癌

**要现代人放弃熟食不可能！怎么办呢？**

熟食的确更美味，烹饪已经是现代生活的一部分，
况且现代人肠胃的杀菌力已很低，为了卫生，
有些食物必须煮过

**如何既能享受美食，又保有强健身体？**

**检验自己的发炎指数
慢性发炎指数大调查**

**实施抗发炎饮食计划**

改变错误饮食习惯、生机
饮食、现榨有机蔬果汁、
食物四分法

**补充抗发炎营养素**

抗氧化剂、酶、二十碳
酸、天然药物、秘密
武器、抗氧化水

**抗发炎作息与运动**

黄金四小时、三八策略、
身心运动

　　这套书由美国自然医学医师、营养医学领域开创者陈俊旭博士所著，涵盖了治疗过敏、发炎、解读体检报告、修复线粒体和践行低糖生酮饮食等多个健康领域。书中不仅深度剖析了这些健康问题的成因与危害，更提供了科学实用的解决方法和建议。

　　陈博士精通中西医和自然医学，拥有极丰富的临床经验，为读者带来了全新的健康理念和生活方式。无论你想摆脱过敏困扰，还是改善慢性发炎、逆转慢性病，亦或是解读体检报告、科学减重，这套书都能为你提供有力的帮助。

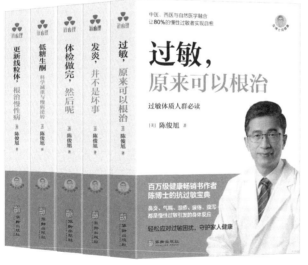

扫码购买

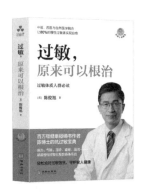

### 一到春季就过敏，如何防护和治疗？

24 个陈博士小讲堂 +20 个陈博士防敏绝招，教你用对方法阻断过敏，轻松应对过敏困扰，守护家人健康。

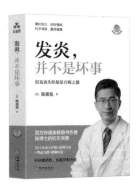

### 身体发炎怎么办？如何有效管理和治疗？

1 个抗发炎概略图 +1 个慢性发炎指数调查表 +26 个抗炎小妙招，教你不依赖药物，也能抑制炎症。

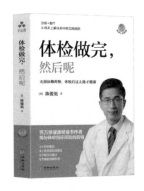

### 体检报告怎么解读？因长期打针吃药而疲惫不堪？

4 个护肝要点 +5 个骨质疏松调理法 +6 个降压饮食法 +8 个降胆固醇妙招，让你无须依赖药物，从此告别健康困扰，拥抱美好生活。